DES MOYENS DE SE PRÉSERVER

DE TOUTES LES MALADIES

ÉPIDÉMIQUES, CONTAGIEUSES

OU PARASITAIRES

OUVRAGES DU D' P. GALTIER-BOISSIÈRE

De la Goutte, de sa nature, de ses causes et de son traitement préservatif, palliatif et curatif. (Ouvrage épuisé en
librairie). . . . . 20 fr.

S'adresser, 106, rue du Bac.

Sématotechnie ou *Nouveaux signes phonographiques*, précis,
fixes et universels, appris en s'amusant, avec nombreuses
figures dans le texte . . . . 3 fr. 50

Librairie ALCAN, 108, boulevard Saint-Germain.

OUVRAGE DU D' GALTIER-BOISSIÈRE

Des Manifestations de la Syphilis sur la voûte du crâne. 3 fr.

Librairie G. MASSON, boulevard Saint-Germain.

BIBLIOTHÈQUE SCIENTIFIQUE ET MÉDICALE
DES GENS DU MONDE

DES MOYENS

DE SE PRÉSERVER

DE

TOUTES LES MALADIES

ÉPIDÉMIQUES, CONTAGIEUSES
OU PARASITAIRES

SUIVIS

**Des Mesures à prendre contre les Empoisonnements,
les Asphyxies et les Piqûres venimeuses.**

PAR

LE Dr GALTIER-BOISSIÈRE

Membre de la Société française d'hygiène,
Officier d'Académie, officier du Nicham-Iftikhar.

PARIS

OCTAVE DOIN, ÉDITEUR

8, PLACE DE L'ODÉON, 8

1886

Ce livre est destiné à préserver le public; son intérêt le fait donc notre collaborateur et nous sommes disposé à mettre en pratique tous les conseils utiles qu'il pourrait nous donner pour les éditions ultérieures. Nous faisons particulièrement appel à ce sujet à nos confrères.

Quiconque aura indiqué à l'auteur une mesure préservatrice reconnue sérieuse et profitable, verra, s'il le désire, son nom cité en note à la page où sa communication sera analysée. Il aura droit, en outre, à un exemplaire.

Adresser toutes les communications à l'auteur, 106, rue du Bac.

AVANT-PROPOS

Les médecins sont chaque jour en rapport, soit dans le monde, soit dans l'entourage de leurs clients, avec deux sortes de personnes d'humeurs fort différentes. Les unes, trop téméraires, ne prennent aucune des précautions les plus simples pour préserver leurs enfants et elles-mêmes d'une contagion possible; les autres, trop pusi'' nimes, au contraire, s'effrayent à tort et désertent quelquefois un devoir qui cependant n'offrait nul danger pour elles.

Notre but, dans cet ouvrage, est d'instruire tous ceux que les hasards de la vie peuvent mettre en contact avec des malades contagieux de la situation exacte où ils se trouvent, et des moyens de défense qu'ils ont entre les mains.

Pour remplir ces desiderata, nous avons adopté le plan suivant.

Après avoir donné une courte définition de la maladie chaque fois que cela était nécessaire, nous en décrivons à gros traits les principaux symptômes, ceux qui lui donnent sa physionomie spéciale et que tout le monde peut reconnaître avec facilité, en nous gardant scrupuleusement d'employer aucune expression scientifique.

Puis, sous la rubrique « mode de propagation », nous indiquons les agents de l'infection et les circonstances qui y prédisposent (âge, sexe, époque de l'année, etc., etc.). Nous terminons cet exposé par des considérations pratiques et des conseils sur « les précautions » à prendre pour éviter la maladie, qu'elle règne dans la localité à l'état épidémique ou existe dans la famille même.

Lorsque nous nous sommes trouvé en face d'une affection transmissible d'un animal à l'homme, nous en avons tracé le tableau chez celui-là : pour se défendre d'un péril, ne faut-il pas avant tout le connaître ?

Mais avant d'étudier à part chaque maladie, il nous a semblé utile de mettre sous les yeux du lecteur les prescriptions d'hygiène et de désinfection communes à tous les cas et d'expliquer quelques expressions qui, bien que vulgaires, ont été souvent détournées de leur véritable acception ; c'est là le sujet de nos trois premiers chapitres.

Nous enseignons, lorsqu'ils existent, des traitements préventifs, les seuls qu'on ait intérêt à connaître et qui puissent être utilisés en l'absence du médecin. On rend, en effet, un fort mauvais service au malade en lui donnant une liste de médicaments qu'il ne manque pas d'employer lui-même à tort et à travers, et de conseiller à ses amis si l'occasion s'en présente ; trop de gens du monde se croient déjà placés par la lecture de quelque manuel au niveau d'hommes qui, après de nombreuses années d'études, hésitent et doutent (voir Phtisie).

Nous avons observé la même règle en ce qui concerne les empoisonnements et les asphyxies, nous bornant à conseiller l'emploi des substances que l'on rencontre partout et qui, faute de mieux, en cas d'urgence, rendront les plus précieux services.

Il nous reste à expliquer les raisons qui nous ont déterminé à consacrer un chapitre « à la syphilis contractée dans les relations ordinaires de la vie ». Quelques personnes s'étonneront peut-être de voir traiter ce sujet dans un livre destiné à la vulgarisation scientifique et qui s'adresse aux femmes aussi bien qu'aux hommes. Nous avons considéré, au contraire, comme un devoir impérieux de faire un exposé très complet de la transmission de cette terrible maladie par les objets usuels et par les nourrices, afin de permettre à toutes les mères de défendre leurs enfants contre une contagion qui, fait trop ignoré, se répand relativement avec une grande fréquence en dehors de tous rapports sexuels. Les éloquentes paroles de l'un de nos maîtres, le professeur Fournier, à la tribune de l'Académie de médecine, ont montré quelle influence avait cette affection, non seulement sur la santé des individus, mais sur la dépopulation de notre pays. Il importe donc que tout le monde veille et se prémunisse.

Nous nous sommes efforcé, dans cet ouvrage, d'être à la fois bref et complet, de façon à ne pas effrayer le lecteur par des développements inutiles, et cependant à lui donner toutes les indications qui lui sont nécessaires. Comme notre livre est destiné, après avoir été lu dans son entier, à être ensuite consulté à l'occasion d'une maladie survenue dans la famille ou même simplement d'une conversation, nous avons fait de chaque chapitre un tout complet en prenant soin d'indiquer les pages auxquelles il conviendrait de se reporter pour éviter les répétitions fastidieuses.

Cet ouvrage, malgré son peu d'étendue, nous a demandé beaucoup de travail pour réunir les renseignements qu'il contient; nous serons amplement récompensé de nos peines si le lecteur veut bien reconnaître à nos conseils le double caractère que nous avons essayé de leur donner : d'être à la fois utiles et essentiellement pratiques.

PRESCRIPTIONS D'HYGIÈNE

COMMUNES A TOUTES LES MALADIES

En 1865, M. le Dr Bergeron, médecin de Sainte-
Eugénie, écrivait :

« L'étude des conditions dans lesquelles naissent et
se propagent plusieurs maladies transmissibles con-
duit à penser que l'hygiène publique parviendra, tôt
ou tard, à détruire le principe morbide de quelques-
unes d'entre elles et à éteindre les foyers infectieux qui
engendrent les autres. »

Au moment où notre éminent maître écrivait ces
lignes, les magnifiques découvertes de M. Pasteur
n'étaient pas encore connues et la théorie de l'atté-
nuation des virus n'avait pas encore ouvert un champ
tout nouveau à la médecine préservatrice. Mais en
attendant, et même après qu'on aura trouvé pour
chaque maladie contagieuse l'agent modificateur qui
rendra notre sang impropre à la pullulation du germe
nocif, il restera des précautions à prendre, des mesures
d'hygiène à observer.

Déjà, dans certains cas, elles ont servi à diminuer
dans une proportion considérable les faits d'infection.
Nous n'en voulons pour exemple que la suppression

1.

progressive de la morve, non seulement chez les
hommes, mais chez les animaux, depuis que les conditions de la propagation de cette maladie ont été
connues : en 1840, les services des voitures publiques
n'étaient faits que par des chevaux morveux; aujour-
d'hui, cette affection est devenue si rare que nous
avons hésité un moment à lui donner place dans cet
ouvrage.

Il importe donc au plus haut point de suivre une
hygiène rationnelle, et nous allons essayer d'en donner
les règles aussi complètement que possible, tant en ce
qui regarde l'individu que la maison où il est destiné
à vivre.

PRESCRIPTIONS RELATIVES
A L'INDIVIDU

Si vis pacem, para bellum (si tu veux la paix, pré-
pare-toi à la guerre), disent les politiques. Si vous
voulez, lecteurs, éviter les maladies contagieuses, ou,
une fois qu'elles sont contractées, en atténuer la gravité, il faut que vous sachiez : 1º que la plupart, sinon
toutes, sont produites par la multiplication d'un élément extrêmement petit (microbe); 2º que celui-ci a,
en général, besoin d'un terrain favorable pour se développer; 3º qu'il ne parvient dans les parties profondes et inaccessibles de notre être qu'après avoir
séjourné plus ou moins longtemps dans des stations

dont nous pouvons le déloger et où il est relativement facile de l'annihiler.

Le terrain favorable est donné par l'ensemble des conditions physiques et morales qui dépriment l'individu : âges extrêmes de la vie (enfance, vieillesse), convalescence, misère, alimentation insuffisante, mauvaise aération, malpropreté, encombrement, chagrins, frayeur.

De ces causes prédisposantes, les unes peuvent être supprimées ; les autres sont fatales, et leur connaissance doit porter ceux qui sont soumis à leur influence à s'éloigner au plus vite des foyers infectieux que leur présence contribuerait à agrandir. Profitons de cette circonstance pour rappeler à tous la nécessité de tenir continuellement l'organisme en état de supporter la lutte.

Chez les enfants faibles, et surtout au moment de la période d'extrême croissance, où certains grandissent de $0^m,10$ à $0^m,12$ en quelques mois, il ne faut pas se borner à l'alimentation ordinaire, mais user largement des fortifiants. Ce sont ces êtres débiles, en effet, que la maladie guette et terrassera rapidement.

Notre hygiène, en ce qui regarde les soins de propreté, est entièrement à réformer. Un enfant, et trop souvent même un homme, après avoir lavé soigneusement les parties visibles du corps (visage, cou, bras et mains) et pris un bain tous les quinze jours, croient avoir assez fait pour la propreté. La surface

entière de la peau contribue avec le poumon à une de
nos plus importantes fonctions, la respiration, qui ne
peut s'exercer que si toutes les parties de notre corps
sont débarrassées des poussières mélangées aux sécrétions graisseuses normales. Nos enfants des villes,
nos petits Parisiens pâles et chétifs, placés dans cette
atmosphère que le microscope nous montre rempli
d'animalcules et de débris de toutes sortes, ont besoin de pouvoir disposer de tous les organes de la respiration.

Nous devons donc les habituer aussitôt que possible à laver, au moins deux ou trois fois par semaine,
toute la surface de leur corps avec une grosse éponge
imbibée d'eau tiède en hiver, d'eau froide en été. L'u-
sage du *tob* (bassin en caoutchouc), si répandu en
Angleterre, tend heureusement à se généraliser dans
notre pays pour les ablutions quotidiennes. On est
étonné de voir combien ces simples pratiques donnent
d'excellents résultats.

La bouche, la gorge, sont le réceptacle d'un grand
nombre d'éléments microscopiques ; il n'est pas douteux qu'ils font là une de ces stations dont nous avons
parlé plus haut. Il faut donc insister sur le nettoiement des dents, sur les gargarismes qu'on doit toujours faire, soit avec de l'eau bouillie, soit avec une
solution boriquée faible (2 pour 100). Trop souvent
le liquide dont on se sert est une eau non filtrée et,
par suite, remplie de matières nuisibles.

Nous arrivons maintenant à l'hygiène à suivre par

les personnes en contact forcé avec des malades. Elles devront :

1º Ne jamais passer un jour sans faire une ou deux heures au moins de promenade au dehors ;

2º Prendre toujours leurs repas dans une pièce séparée de celle où se trouve l'individu contagieux ;

3º Répéter plusieurs fois par jour les gargarismes ci-dessus (au minimum matin et soir) ;

4º Assurer une bonne aération, de façon que le malade et elles-mêmes respirent dans une atmosphère salubre. Le procédé le plus commode est d'ouvrir les fenêtres dans une chambre voisine, puis, au bout d'une heure, de les fermer et de faire communiquer les deux pièces.

On aura soin, en outre, de laisser libre l'ouverture des cheminées. Celles-ci ne sont pas destinées seulement à assurer le chauffage, ainsi que beaucoup de gens le pensent encore, elles doivent permettre la ventilation. L'air, qui est devenu plus léger par suite de l'augmentation de la température à l'intérieur des appartements, s'élève peu à peu et se trouve remplacé par une nouvelle couche plus pure et, par suite, plus saine ;

5º Le séjour auprès des malades en dehors des moments où cela est nécessaire leur est souvent plus nuisible qu'utile, en les empêchant de reposer. Il y a donc lieu simplement de se tenir à portée de leur appel ;

6º On ne devra jamais oublier que, pour pouvoir être

vraiment utile aux siens, il faut se conserver bien
portant. Ainsi il est indispensable de prendre une
alimentation substantielle à des heures régulières et
de ne veiller qu'un jour sur deux. Dans ce dernier
but, lorsqu'on se trouvera en présence d'une affection
dont la durée peut être longue, il y a lieu, dès le premier jour, d'établir une sorte de roulement entre les
parents et les serviteurs. Les forces humaines ont une
limite, et agir autrement c'est vouloir fournir une
victime volontaire à l'infection.

PRESCRIPTIONS RELATIVES
A L'APPARTEMENT

1° *La chambre* (1) habitée par le malade doit être assez
vaste sans cependant rendre le chauffage difficile. S'il
existe plusieurs portes, celles qui pourraient occasionner des courants d'air devront être condamnées afin
d'éviter des complications par refroidissements ;

2° *La bonne installation des latrines* est capitale au
point de vue qui nous occupe.

L'occlusion des plombs doit être complète, de façon
qu'aucune mauvaise odeur ne s'en exhale. La pièce
doit être suffisamment grande et l'aération se fera non
pas au moyen d'un carreau, mais par une fenêtre entière; hiver comme été, celle-ci sera maintenue ou-

(1) On lira plus loin les mesures de désinfection à prendre
dans la chambre.

verle, surtout si elle donne sur une cour étroite, ainsi qu'il arrive trop souvent. Jamais on ne déposera des lambeaux d'étoffes sales, véritables nids à microbes, sur les planches de ce réduit dans lequel on entretiendra au contraire une propreté méticuleuse. Aujourd'hui qu'un grand nombre de maisons sont pourvues d'eau à tous les étages, un robinet de dérivation dans les latrines rend les plus grands services, en évitant les économies dans les lavages. Quant au système des tinettes, il doit être combiné de telle sorte qu'après le nettoiement complet du bassin il reste au-dessus de la palette une quantité notable de liquide, qui constitue une cloison protectrice entre l'air de la pièce et les vapeurs qui sortent du tuyau.

Le procédé employé pour vider les fosses d'aisance a également une grande importance; aucune odeur ne doit se répandre dans la rue : celle-ci indique une fermeture incomplète des appareils qui permet la diffusion dans l'air de particules *organiques* en décomposition.

DÉSINFECTION

Les pratiques de désinfection, qui, si elles étaient scrupuleusement observées, diminueraient dans une grande proportion le nombre des personnes atteintes de maladies contagieuses, viennent se heurter à trois

obstacles : l'insouciance du public et même des médecins, la cherté relative des désinfectants, la crainte de
détériorer les étoffes ou les objets mis en contact avec
les substances antiseptiques.

Aussi, sauf en temps d'épidémie, par suite de l'affo-
lement qu'amène la publication quotidienne des décès
dans les journaux, ou quelquefois encore en obéissance
des prescriptions municipales, après la mort des malades, rien n'est fait en général pour désinfecter les
linges, la literie, la chambre occupée par l'individu contagieux. Et cependant combien est faible la mortalité
par le choléra, qui survient tous les 8 ou 10 ans et qui
a tué à Paris, en 1884, un millier à peine de personnes, par rapport à celle produite par la fièvre
typhoïde, la variole, la scarlatine, le diphtérie, qui
existent à l'état endémique chez nous et qui, à certaines époques de l'année, prennent une extension
excessive.

Nous espérons que les lecteurs de ce livre compren-
dront la nécessité de mettre fin à cette négligence, si
préjudiciable à tous, et, sans insister davantage, nous
nous bornerons ici à énumérer les désinfectants, à
montrer le peu de frais qu'ils occasionnent et l'impossibilité d'une altération des objets, lorsqu'on emploie
pour chacun d'eux celui qui est nécessaire.

Afin de donner à cette question la clarté suffisante
nous partagerons ce chapitre en deux paragraphes :
dans le premier nous indiquerons les mesures à prendre pour désinfecter la chambre du malade, alors qu'il

est impossible de le déplacer; le second sera consacré à l'examen des procédés à employer pour supprimer les éléments nocifs après la guérison de l'affection contagieuse ou le décès.

DÉSINFECTION
PENDANT LE COURS D'UNE MALADIE

Les désinfectants ont ici deux indications à remplir. Ils doivent, en effet, 1° faire disparaître les odeurs désagréables ; 2° détruire les microbes, c'est-à-dire être antiseptiques.

Le premier et le plus simple d'entre eux est l'air lui-même. « La ventilation n'agit pas seulement expulsant, en dispersant les gaz, les miasmes et les germes morbides, elle agit aussi en activant l'action comburante de l'oxygène de l'air sur les produits organiques en suspension dans l'atmosphère (1). » (Vallin.) Ce qui faisait dire spirituellement à un médecin auquel on demandait quel était le meilleur désinfectant : « C'est celui qui sent le plus mauvais, parce qu'il oblige à ouvrir immédiatement toutes les fenêtres. »

(1) Un grand nombre de renseignements contenus dans ce chapitre ont été empruntés au *Traité des désinfectants et de la désinfection*, publié chez M. Masson par M. le professeur Vallin. C'est à cet ouvrage si complet et si intéressant que devront se reporter tous ceux de nos lecteurs qui désireraient étudier avec plus de détails cette question si importante et toutes celles qui s'y rattachent.

Ce conseil n'est pas aussi facile à suivre qu'à donner, et on est souvent obligé de recourir à des procédés artificiels pour obtenir le résultat désiré.

Nous avons déjà eu l'occasion de parler de la ventilation par les cheminées, on peut l'activer en y entretenant du feu en toute saison, sauf à préserver le malade de la trop grande chaleur par l'établissement d'un paravent entre son lit et le foyer.

D'autre part, on peut « au lieu de mettre la veilleuse sur un meuble, la placer dans la cheminée même, où elle donne une lumière suffisante ; en même temps elle détermine une ventilation fort active parce qu'elle est continue, surtout lorsque la section de la cheminée est grande. » Le professeur Vallin s'est assuré plusieurs fois que par ce moyen, le matin au réveil, l'odeur de renfermé était beaucoup moins marquée dans la chambre du malade.

La connaissance de l'action destructive de l'*oxygène* de l'air sur les éléments microscopiques a poussé les hygiénistes à conseiller son emploi dans les mêmes circonstances ; aujourd'hui que les procédés industriels mettent ce gaz à la portée du public sans grands frais, il est facile de transformer l'atmosphère d'une pièce en ouvrant, pendant un temps donné, les vases dans lesquels on le renferme.

L'*ozone*, qui n'est autre que de l'oxygène suroxygéné (c'est-à-dire un gaz présentant sous le même volume une dose double d'oxygène), a été aussi expérimenté, notamment à Marseille et à Toulon, durant la dernière épidémie. Plusieurs médecins distingués ont avancé qu'une diminution rapide dans la quantité d'ozone atmosphérique est presque constamment suivie d'un accroissement de la maladie régnante et qu'il y aurait intérêt à répandre ce gaz dans les chambres des malades. De nouveaux faits sont nécessaires pour démontrer le bien fondé de cette assertion.

APPAREILS PULVÉRISATEURS. — MM. Marié Davy et Miquel, dans leurs recherches sur les champignons et les animaux microscopiques de l'air, ont remarqué que la proportion de ces organismes inférieurs diminuait considérablement après que la pluie a balayé l'atmosphère. Les appareils placés dans les chambres des malades et qui lancent autour d'eux un liquide antiseptique sous la forme d'une poussière fine rendent les mêmes services. Le modèle que nous avons vu employer avec succès, dans le pavillon du croup, à l'hôpital Sainte-Eugénie, nous semble remplir toutes les conditions nécessaires. Il se compose : 1° d'un brûleur (une lampe à alcool), protégé par une toile métallique; 2° d'une petite marmite à soupape dans laquelle bout de l'eau ordinaire; 3° d'un flacon contenant la solution désinfectante. Celle-ci est aspirée puis pulvérisée au niveau d'un orifice communiquant avec l'intérieur du bouilleur. Suivant le diamètre donné à la marmite, l'appareil peut marcher une ou plusieurs heures sans qu'on ait besoin de le surveiller. C'est surtout dans les cas de croup, de variole, de choléra, de fièvre puerpérale, que cet instrument pourra être utilisé.

Un pulvérisateur plus simple et plus économique est celui dont le principe est mis en pratique par les parfumeurs pour répandre sur le visage des eaux de toilette. Il se compose d'un vase en verre d'un volume variable, dans le goulot duquel s'enfonce un bouchon lui-même traversé par un tuyau en métal ou en caoutchouc; son extrémité inférieure est en contact avec le liquide, la supérieure est coudée et présente deux ouvertures, l'une en rapport avec l'air, l'autre avec un tube de caoutchouc qui se termine par une poire qu'on peut actionner avec la main.

Mais tous ces appareils, nécessitant une certaine surveillance, ne peuvent être employés le plus souvent que pendant la journée. La nuit on pourra recourir de nouveau à la veilleuse. Nous avons vu précédemment comment elle a été utilisée pour augmenter la ventilation; pour la transformer en appareil désinfectant, il suffit simplement de remplir le bain-marie avec la solution antiseptique, qui se volatilisera ainsi progressivement sans qu'il en coûte rien. Enfin il est possible d'obtenir le même résultat en plaçant une soucoupe contenant le liquide sur une chaufferette.

LIQUIDES DÉSINFECTANTS. — 1. *Acide phénique* (solution de 3 à 5 pour 100). C'est une des solutions employées pour les pulvérisations dans les hôpitaux. Elle offre une odeur spéciale qui ne convient pas à tout le monde. On sait que, dans ces derniers temps, l'acide phénique a été l'objet de diverses attaques; pour tous ceux qui ont constaté les magnifiques résultats obtenus par le pansement de Lister il y a là une grande part de mode et de passion.

II. Le *phénate de soude*, vendu sous le nom de phénol Bobœuf, a été conseillé dès 1863 par M. le professeur Laveran, qui avait demandé l'inscription de ce produit dans le formulaire des hôpitaux militaires. Son odeur est moins prononcée que celle de l'acide phénique. Du reste le fabricant est parvenu, par une addition d'essence de menthe, à donner à une de ses solutions un parfum plus agréable.

III. L'*acide salycilique* a été expérimenté avec succès par la plupart des professeurs de Paris sous forme de vinaigre de Pennès. Ce produit contient, outre cet acide : de l'acétate d'alumine, de l'alcoolé concentré d'eucalyptus, de verveine et de lavande et de l'acide acétique. Il se volatilise rapidement et répand autour de lui un parfum qui plait beaucoup aux malades. En trempant dans ce liquide la bande qui recouvrait un pansement à l'iodoforme, nous avons pu supprimer l'odeur si désagréable de cet agent thérapeutique qui rend les plus grands services, mais qui est difficilement toléré dans la clientèle.

IV. L'*acide thymique* a été conseillé par Pasteur à la dose de 1 pour 500 grammes d'eau alcoolisée. Le thymol n'est autre qu'un thymate de soude et son odeur est celle de la plante dont on l'extrait : le thym.

V. L'*acide borique* est un bon antiseptique, mais ne peut être utilisé que dans le cas où un désodorisant serait inutile. La dose à laquelle on doit l'employer est de 2 à 3 pour 100. Cet acide, absolument inoffensif, ne se dissout bien que dans l'eau chaude. Nous avons dit, dans le chapitre précédent, qu'il pouvait servir en gargarisme, de même, du reste, que toutes les substances énumérées ci-dessus.

Dans certains cas, les personnes sont incommodées par les vapeurs : il suffit alors de recouvrir leur visage avec une mousseline pendant l'opération. Mais ce fait se présente rarement et les pulvérisations sont, au contraire, accueillies avec grand plaisir par la plupart des malades auxquels elles procurent un grand soulagement.

LAVAGES. — On devra également employer les solutions désinfectantes pour laver les parties du corps qui ont été souillées par les matières fécales.

DÉSINFECTION
APRÈS LA GUÉRISON OU LE DÉCÈS

I. DÉSINFECTION DE LA CHAMBRE. — 1º Laisser ouvertes les fenêtres pendant vingt-quatre heures au moins;

2º Laver toutes les parties des murs qui peuvent l'être, ainsi que les parquets, avec une des solutions désinfectantes ou tout au moins à grande eau ;

3º Faire brûler dans un vase métallique, reposant lui-même au fond d'une cuvette à demi remplie de sable humide, une quantité de fleur de soufre (1 fr. 20

le kilogramme) correspondant à 30 grammes par mètre cube d'air. On ne rouvrira la pièce qu'au bout de vingt-quatre heures, et en y rentrant on évitera de respirer avant que les fenêtres soient ouvertes.

Les issues doivent être fermées avec soin, on pourra même coller des bandes de papier sur les joints des portes.

Il est bon de chauffer préalablement la chambre; on arrête le feu au moment de brûler le soufre, et on baisse complètement le tablier de la cheminée; en suivant cette pratique, on obtient que cette pièce aspire l'air du reste de l'appartement.

On enlèvera préalablement les tissus de soie et surtout ceux de coton et de toile, qui sont altérés par l'acide sulfureux (1). Quant aux objets de fer et d'acier poli qui présentent après l'opération une légère couche de rouille, et ceux de cuivre et d'argent qui sont noircis, il suffira de les frotter pour leur rendre leur éclat (2).

II. LINGES, VÊTEMENTS, LITERIE. — 1° *Objets en toile ou en coton.* On peut employer deux modes de désinfection qui offrent l'avantage de n'altérer ni la couleur ni

---

(1) L'acide sulfureux altère la couleur des tissus de soie, de coton et de fil lorsque ces tissus sont teints et surtout mal teints, principalement si les étoffes sont humectées d'eau. Pour les draps rouges, gris, bleus non mouillés, l'altération est nulle. La solidité n'est pas diminuée. (VALLIN.)

(2) On pourra, du reste, éviter cet inconvénient en enduisant ces objets à l'avance d'une matière grasse, de vaseline de préférence.

la solidité : 1° l'immersion dans l'eau maintenue bouillante pendant une heure ; 2° l'étuve sèche à 105 ou 110°. A défaut d'une étuve proprement dite, que toutes les municipalités devraient faire installer, on peut se servir d'un four de cuisine ou de boulanger dont le degré de chaleur sera reconnu. Les dangers de souillure du four sont inadmissibles.

2° *Vêtements de laine.* La laine sèche très lentement, beaucoup de vêtements seraient par suite déformés et détériorés par l'eau chaude ; de plus l'ébullition dans l'eau enlève à la laine son élasticité ; il est donc nécessaire de recourir soit à l'étuve, soit au soufre. Dans le premier cas, on emploiera un réchaud allumé pour chauffer à 100° un espace clos, un placard profond par exemple, où on suspendra les vêtements.

Pour la désinfection au soufre, on utilisera les chambres de débarras, les cabinets noirs et même les lieux d'aisances ; en brûlant 30 grammes par mètre cube on pourra être assuré que tous les germes morbides des vêtements suspendus dans ce réduit seront annihilés.

3° *Matelas.* — Après la mort d'un malade contagieux, on se contente trop souvent de battre les matelas en plein air de façon à disséminer les germes. Lorsque ce cardage a lieu dans une cour entourée d'appartements, on comprend les dangers que présente une pareille pratique. « Il est indispensable d'employer des appareils mécaniques bien fermés, munis de ventilateurs et de tuyaux d'aspiration pour les poussières, notamment pour les débris varioliques. » (Vallin.)

EXPLICATIONS

DE QUELQUES TERMES

EMPLOYÉS DANS CET OUVRAGE

1º *Contagion.* — « C'est la propriété que possède une matière émise du corps d'un individu malade de communiquer à d'autres individus la maladie du premier, que l'agent de transmission soit d'ailleurs solide, liquide ou gazeux; que la communication ait lieu par contact ou par tout autre moyen; que la substance transmise soit un principe immédiat ou un être vivant. » (Laveran.)

2º *Maladies infectieuses.* — « Elles sont produites par l'accumulation en un espace limité d'une masse de matières organiques éliminées et nuisibles (casernes, camps, hôpitaux, prisons, navires, garnis). L'infection n'agit que dans la sphère du foyer ainsi créé. » (Proust.) Exemple : le typhus.

3º *Miasmes.* — Agent morbide inconnu, naissant en dehors de l'économie et ne pouvant propager la maladie d'homme à homme (fièvre intermittente).

4º *Virus.* — Agent morbide connu ou inconnu, provenant d'un organisme malade et amenant la propagation d'homme à homme ou d'un animal à l'homme. La transmission se fait soit par contact direct ou indirect avec une surface dilacérée (syphilis), soit par l'air avec

2

absorption par les poumons ou les voies digestives (scarlatine).

5° *Venins.* — Liquides nocifs sécrétés par certains animaux chez lesquels ils existent à l'état normal, tandis que les virus qu'on observe quelquefois chez ceux-ci sont toujours la marque d'une maladie (virus de la rage).

6° *Maladies endémiques.* — Maladies propres à certaines localités ou qui y dominent. Elles peuvent disparaître par suite de la suppression de leurs causes. C'est ainsi qu'en Sologne la fièvre intermittente tend à décroître par suite de la culture des terres et du dessèchement des marais.

7° *Maladies épidémiques.* — « Maladies qui, quel que soit leur caractère, contagieux ou non, endémique ou commun, règnent momentanément sur un plus ou moins grand nombre d'individus d'une contrée. » Ce qui caractérise donc essentiellement une épidémie, c'est sa durée relativement courte et la multiplicité des personnes frappées.

Certaines maladies n'existent chez nous que sous cette forme (choléra); d'autres, au contraire, prennent simplement à un instant donné une plus grande extension (variole).

8° *Maladies sporadiques.* — Maladies qui n'attaquent qu'un petit nombre d'individus isolément, sans qu'il y ait eu contact entre eux et qu'une cause unique les produise. Leur nom vient de ce qu'elles semblent répandues au hasard comme des semences.

9° *Immunité.* — Propriété que possède un individu de ne pouvoir contracter une maladie, soit qu'une atteinte antérieure l'ait en quelque sorte vacciné, soit par suite de causes inconnues. Même dans le premier cas, il peut n'être préservé que temporairement (voir Variole), et dans le second il sera prudent de sa part de ne pas se croire à l'abri d'une façon absolue. Des personnes qui avaient soigné beaucoup de cholériques sans être contagionnées ont été frappées lors d'une seconde épidémie après des imprudences dues à leur croyance dans une sorte d'invulnérabilité.

MALADIES CONTAGIEUSES

D'HOMME A HOMME

MALADIES GÉNÉRALES

VARIOLE

Description. — L'intervalle entre l'absorption du virus et l'apparition des accidents varie entre 11 et 14 jours.

I. *Période d'invasion* (durée 3 à 5 jours). — Un frisson survient, puis la température du corps augmente rapidement. La tête est lourde, des vomissements se produisent ainsi que des douleurs au niveau de la partie inférieure de la colonne vertébrale. La constipation est fréquente et chez les enfants on observe souvent des convulsions.

II. *Période d'éruption* (durée 4 jours). — La fièvre tombe à mesure qu'apparaissent sur toute la surface du corps, et notamment au visage, de petites taches rouges qui se transforment en boutons puis en petites cloques.

III. *Période de suppuration* (durée 3 jours). — Le liquide d'abord transparent des bulles se transforme en pus et la fièvre se reproduit un peu.

IV. *Période de dessication* (durée 15 jours à 1 mois). — Le pus forme des croûtes qui se détachent progressivement.

Mode de contagion. — La variole est contagieuse à toutes les périodes de son évolution, mais surtout au stade d'éruption et au début de la dessication. La transmission s'effectue : 1° par contact direct avec la peau (coucher dans le même lit) ou les muqueuses (baiser), mais alors il semble nécessaire qu'il y ait une dilacération de la surface, quelque mince qu'elle soit ; 2° par la respiration (c'est le cas le plus ordinaire). Le poison contenu dans les débris de croûtes est très tenace et peut rester longtemps fixé à des objets inertes (vêtements, ustensiles, murs, meubles, instruments). On l'emporte à de grandes distances dans les plis du costume.

Une atteinte antérieure donne l'immunité.

Aucun âge, aucune race n'est à l'abri.

La variole est très grave chez la femme enceinte ou récemment accouchée : elle prédispose la première aux avortements, la seconde à la fièvre puerpérale (voir page 103).

Précautions. — La vaccination garantit l'homme de la variole, mais une seule ne suffit pas pour la vie entière ; il est indispensable de la répéter tous les 7 à 8 ans, surtout au moment des épidémies. Nous ajouterons même que, dans cette circonstance, toutes les personnes chez lesquels le vaccin n'aurait pas donné de résultat agiront prudemment en y recourant de nouveau.

A quel âge peut-on être vacciné? Quelques jours seulement après la naissance, si c'est nécessaire.

2.

De plus, chose importante à savoir, comme le virus-vaccin ne met que 3 jours pour manifester son action, tandis que celui de la variole en exige 7 au minimum, quiconque s'est trouvé en contact avec un varioleux a intérêt, en cas de crainte de contagion, à se faire vacciner au plus tôt. Si, en effet, il a vraiment absorbé le poison, il a, en prenant cette précaution, les plus grandes chances de n'avoir qu'une forme atténuée (varioloïde). La possibilité de l'apport du germe morbide sur les vêtements doit interdire à tout individu qui vient de visiter un varioleux de se rendre dans une maison où il rencontrera des enfants non vaccinés. Quant à la désinfection des pièces et des vêtements, voir page 17.

VARIOLOIDE

L'éruption est analogue à celle observée dans la variole, dont la varioloïde n'est qu'une forme atténuée. Le vaccin, en effet, ne garantit pas toujours complètement, mais cette affection est alors si peu de chose qu'on peut hésiter à lui donner le nom de maladie.

Ce qu'on doit savoir, c'est que la varioloïde est contagieuse comme la variole elle-même et peut donner à des personnes non vaccinées les formes les plus graves de l'affection dont elle est le diminutif.

VARICELLE

Description. — Fièvre s'accompagnant au bout de 24 heures de l'apparition de petites taches rosées qui le lendemain sont couvertes de bulles à liquide clair puis purulent. Elles crèvent le 3ᵉ jour en laissant une croûte noirâtre.

On voit qu'on ne peut confondre cette affection, du reste fort bénigne, avec la variole, dont elle se différencie par le peu d'intensité des symptômes et surtout la rapidité de l'évolution.

Mais il est important de ne pas ignorer que la varicelle n'est pas, comme la varioloïde, une forme affaiblie de la variole et qu'elle ne donne, par suite, aucune immunité contre celle-ci.

ROUGEOLE

Description. — *Incubation.* Le germe infectieux a pénétré dans l'économie 8 à 15 jours avant l'apparition des accidents (ord. le 13ᵉ ou le 14ᵉ jour).

Période d'invasion (durée 4 jours). — Frissons, fièvre, malaise général, perte d'appétit, maux de tête, saignement de nez. Les yeux pleurent, le nez est enchiffrené et la toux apparaît.

Période d'éruption (5 jours). — La fièvre et la toux persistent. On constate à la face puis au cou, au tronc et aux membres de petites taches saillantes rouges et veloutées qui sont souvent disposées en demi-cercle. Peu à peu elles pâlissent et disparaissent.

Desquamation (4 à 5 jours). — L'épiderme tombe en lamelles extrêmement fines.

Cause prédisposante. — La rougeole est une maladie que tout le monde doit avoir : par conséquent, quiconque n'est pas garanti par une atteinte antérieure peut craindre d'être contagionné.

Panum raconte que cette affection n'avait pas été observée depuis 65 ans aux îles Féroë lorsqu'un navire l'apporta et que la population tout entière fut malade.

Agents de propagation. — La rougeole est contagieuse dès le début de la période d'invasion et pendant la période d'éruption. Il est douteux qu'elle le soit durant la desquamation cutanée.

Le principe infectieux est contenu dans les produits de sécrétion des organes respiratoires (écoulement du nez, crachats), et peut-être aussi dans les débris de l'épiderme. Il est diffusible dans l'atmosphère, mais d'une façon très limitée (à quelques mètres seulement). Il est peu tenace et perd ses propriétés au bout de quelques heures; les personnes qui ont pu l'emporter dans leurs vêtements ne sont donc plus contagieuses le lendemain, par exemple, de leur visite. Enfin il ne persiste pas dans les chambres où s'est trouvé le malade.

Une atteinte antérieure donne en général l'immunité.

Précautions. — La rougeole étant souvent une affection assez légère, les parents sont peu effrayés quand elle se produit chez leurs enfants, et ils ne font rien pour éviter une contagion. « Puisqu'il n'y a pas de danger et qu'ils doivent l'avoir, je préfère qu'ils l'aient maintenant et tous en même temps, ce sera une affaire faite, » entendons-nous dire tous les jours. C'est là une erreur, et une erreur grave : la maladie n'offre pas toujours une marche aussi simple qu'on le croit généralement ; certaines épidémies sont terribles, surtout pour les enfants très petits qui succombent sous l'influence de l'élévation considérable de la température et de la bronchite qui peut devenir capillaire, c'est-à-dire s'étendre aux plus petits canaux du poumon. Ajoutons que, contrairement à l'opinion populaire, la rougeole n'est pas plus grave chez l'adulte : la mortalité diminue à mesure que l'âge s'accroît. *Il est donc nécessaire de préserver de la rougeole* les enfants de moins de 4 à 5 ans ; les rachitiques, ceux qui ont souvent des bronchites ou chez lequels on peut craindre la phtisie, enfin ceux qui viennent d'être affaiblis par une maladie récente ou en cours. Une autre affection peut, en effet, non seulement succéder à la rougeole, mais coexister avec elle ; c'est ainsi que nous avons vu souvent, à Sainte-Eugénie, des enfants atteints à la fois de cette maladie et de la diphtérie.

Comment évitera-t-on la contagion ? En isolant complètement le malade et en n'allant voir les personnes saines que le lendemain du jour où on s'est trouvé en rapport avec un rubéolique. On fera bien, en outre, de changer de vêtements et de linge.

Une bonne aération pendant 24 heures de la chambre du malade après sa sortie suffira pour permettre d'y rentrer sans danger au bout de quelques jours. Il sera bon de faire baigner deux fois le rubéolique avant de lui laisser reprendre ses rapports avec ses semblables.

ROSÉOLE

Maladie épidémique contagieuse, mais n'offrant aucune gravité. Il est intéressant de la bien distinguer de la rougeole pour laquelle elle ne confère aucune immunité.

Son évolution est très rapide. L'invasion est marquée par des frissons, des maux de tête, quelquefois aussi des convulsions. L'éruption est constituée par des taches sans saillie, plus pâles que dans la rougeole et plus séparées; elles occasionnent des démangeaisons et disparaissent très vite.

SCARLATINE

Description. — *Incubation*. Entre l'introduction du virus et l'apparition des accidents il s'écoule un temps très variable (1 à 7 jours).

Période d'invasion (durée 24 à 36 heures). — Elle est marquée par des frissons, une fièvre intense et des maux de gorge avec gonflement des amygdales.

Période d'éruption (5 jours). — Le corps se couvre de plaques framboisées très larges, qui se réunissent en général les unes aux autres mais en respectant d'abord le visage. Les maux de gorge augmentent.

Période de desquamation (2 à 3 semaines). — L'épiderme tombe sous forme de petites écailles à la face et de larges plaques sur le reste du corps, notamment aux mains et aux pieds.

Cause prédisposante. — *Age.* Un vieillard peut être atteint comme un enfant de quelques mois, cependant la maladie est surtout fréquente de 6 à 10 ans.

Agent de propagation. — Il est contenu : 1° dans l'air expiré par les malades dès l'apparition de l'éruption ; 2° dans les débris de la peau qui tombent ou s'envolent dès le sixième jour ; 3° dans le sang ; 4° dans les sécrétions. La faculté d'infection persiste même après la chute des écailles, s'il reste quelques suites de la maladie, du gonflement des pieds, par exemple.

Une atteinte antérieure confère l'immunité.

Précautions. — La scarlatine n'est pas fatale comme la rougeole et elle offre une assez grande gravité, non seulement par elle-même dans certaines formes spéciales, mais aussi par les complications du côté des reins qu'elle peut entraîner.

On doit donc essayer de soustraire à cette affection par l'*isolement réel* les enfants qui ont de grosses amyg-

dales ou sujets aux angines, les nouvelles accouchées,
les convalescents, les opérés, les personnes affaiblies
par une cause quelconque et les rhumatisants chez lesquels la scarlatine réveille la diathèse.

Pour isoler réellement les scarlatineux il ne faut pas
se contenter de les garder à la chambre, mais se souvenir que les personnes en contact avec eux peuvent
propager également la maladie, car le germe morbide
est souvent emporté dans les vêtements. Ces germes
peuvent même sommeiller pendant des mois et des années dans les tentures, les meubles, les pièces d'ha-
billements, « attendant, dit Sanné, que des conditions
telluriques et atmosphériques, encore mal définies, les
remettent en activité et les rendent aptes à communiquer la maladie à ceux qu'ils trouvent disposés à favoriser leur développement. »

Les parents qui soignent un scarlatineux doivent
donc éviter le contact des individus sains chez lesquels
la maladie pourrait être grave, et cela pendant 1 mois
à 6 semaines.

Ils ne doivent pas hésiter à se séparer pendant cette
période des enfants qu'ils ne veulent pas contagionner.

Enfin ils doivent désinfecter soigneusement leurs
vêtements et la chambre du malade par les procédés
énoncés page 17.

Comme le varioleux et le rubéolique, le scarlatineux
ne devra sortir qu'après avoir pris plusieurs bains sa-
vonneux qui le débarrassent de tous les débris épidermiques.

ÉRYSIPÈLE

Définition. — Il peut être chirurgical et se produire au pourtour d'une plaie, ou, au contraire, médical, c'est-à-dire spontané. Dans ce dernier cas il siège de préférence au visage, mais peut s'étendre de là sur une étendue plus ou moins grande du corps en abandonnant ou non les points primitivement occupés.

Description. — I. ÉRYSIPÈLE MÉDICAL. 1° *Invasion* (durée quelques heures à 2 jours). Frissons, maux de tête, vomissements, courbature, fièvre intense persistant jusqu'à la fin de l'éruption.

2° *Éruption.* — Plaque rouge, saillante, luisante, irrégulière, débutant en général près du nez, de l'oreille ou de l'œil, limitée du côté qu'elle va envahir par un bourrelet dont le relief est sensible au doigt et à la vue. Gonflement des glandes au-dessous de la mâchoire. Démangeaison et douleurs au niveau des parties gonflées.

3° *Desquamation.* — L'épiderme s'exfolie.

II. ÉRYSIPÈLE CHIRURGICAL. — La plaque que je viens de décrire peut apparaître auprès d'une plaie. Alors la cicatrisation s'arrête et l'état du malade s'aggrave.

Mode de propagation. — *Causes prédisposantes.* Toutes les circonstances déprimantes (misère, privations, cha-

3

grins, malpropreté, encombrement), courant d'air froid
(Després), mais avant tout le genre de pansement.
Depuis que, par application des belles découvertes de
M. Pasteur, on soustrait les plaies aux microbes de
l'air, l'érysipèle chirurgical a presque complètement
disparu.

L'érysipèle dit *spontané* se produit cependant assez
fréquemment à l'occasion d'une solution de continuité
extrêmement petite. Les femmes sont beaucoup plus
souvent frappées, et, contrairement à ce qui arrive pour
les fièvres éruptives, une première atteinte est loin de
donner l'immunité : il n'est pas rare de voir la même
personne reprise plusieurs fois dans sa vie.

Tous ceux qui ont des éruptions quelconques sur la
peau et particulièrement les malades atteints d'acné et
d'eczéma se trouvent dans les conditions nécessaires
pour contracter cette affection. Notre confrère le
Dr Wenis a observé, à l'hôpital de Bergues, deux cas de
propagation survenues dans ces circonstances. Les
discussions récentes de l'Académie de médecine, où on
a entendu successivement les professeurs Verneuil et
Trélat, ont démontré, d'une façon complète, l'existence
de la contagion.

La maladie paraît même pouvoir être communiquée
dès son début.

Les personnes prédisposées devront éviter de se
trouver en contact avec des érysipélateux. Celles qui
viennent de les visiter se garderont de se rendre ensuite chez un individu ayant subi une opération chi-

rurgicale, si minime qu'elle soit, ou chez une femme récemment accouchée : cette dernière pouvant avoir à craindre une fièvre puerpérale (voir page 103). La désinfection de la chambre et des vêtements est indiquée.

FIÈVRE TYPHOÏDE
FIÈVRE MUQUEUSE, FIÈVRE CONTINUE

Description. — Souvent, pendant plusieurs jours et même quelquefois une ou deux semaines on observe des douleurs vagues dans les membres, de la perte d'appétit, des vertiges, des saignements de nez et surtout un sentiment de lassitude générale qu'on ne sait à quoi attribuer. Puis les premiers signes de l'affection se produisent.

Première période (durée 4 à 6 jours). — Des frissons marquent d'ordinaire le début, puis la fièvre apparaît et s'accroît graduellement. Le malade se plaint de violentes douleurs de tête et d'un torticolis qui lui rend pénible les mouvements du cou; il entend des bourdonnements dans ses oreilles et ne peut se tenir debout sans être pris de vertiges. Il a de la diarrhée et tousse un peu. La langue est pâteuse et les nuits se passent sans sommeil. Mais le signe le plus caractéristique, celui qui a fait donner son nom à la maladie, c'est la prostration extrême.

Deuxième période (10 à 15 jours). — On aperçoit sur le ventre, et quelquefois sur le dos et la poitrine, de petites taches rosées, de la grandeur d'une lentille,

qui s'effacent sous la pression du doigt et disparaissent définitivement au bout de 2 à 3 semaines. Les
selles, toujours liquides, répandent une très mauvaise
odeur et le ventre, fort gonflé, est douloureux lorsqu'on
presse à droite sur sa partie la plus inférieure. Le malade est amaigri, il est devenu un peu sourd et son
état d'abrutissement a augmenté. Sa langue est sèche
et il a toujours soif.

Troisième période (8 à 10 jours) . — La fièvre, la stupeur et tous les autres signes disparaissent progressivement si le malade doit guérir. Le sommeil reparaît
également.

Mode de propagation. — *Causes prédisposantes.* Au
premier rang nous trouvons le jeune âge (de 15 à
30 ans), surtout chez les personnes venues de la campagne à la ville et encore non acclimatées (domestiques), puis l'alimentation insuffisante; l'habitation
dans des lieux bas et humides; l'encombrement, l'état
de grossesse ou l'accouchement récent, la malpropreté.

L'*agent infectieux* réside : 1° dans les matières fécales
rendues par le malade. Les germes morbides semblent
avoir plus d'action après avoir subi une sorte de fermentation dans les fosses d'aisances ou sur les linges
mouillés; 2° dans les matières fécales ordinaires. En
effet, pour le professeur Jaccoud, le poison typhique
peut naître quelquefois par suite d'une décomposition
spontanée des excréments, favorisée sans doute par

l'accumulation et la stagnation. C'est aussi l'avis du professeur Proust.

Comment se produit la contagion. — 1° *Par l'air :* Absorption du microorganisme s'exhalant des bassins où le malade a rendu ses matières ou des fosses d'aisances, ou encore des linges contaminés (blanchisseuses);

2° *Par l'eau :* Les puits et les conduites d'eau étant mis en communication avec les fosses par quelques fissures ou même pollués directement par le rejet des matières fécales dans les rivières;

3° *Par le lait :* A la suite de l'adjonction d'eau infectée.

Précautions. — La fièvre typhoïde est la plus répandue des fièvres continues ; elle présente souvent une très grande gravité surtout chez les personnes affaiblies et âgées de plus de 16 ans (la maladie est en effet assez bénigne dans le jeune âge). Il est donc nécessaire de se prémunir contre elle, *lorsqu'une atteinte antérieure n'a pas donné l'immunité.*

Nous allons examiner successivement les mesures à prendre : 1° en temps d'épidémie; 2° pendant qu'on soigne un typhique; 3° après sa guérison.

I. *En temps d'épidémie.* — Les personnes qui quittent la province pour se rendre à Paris, par exemple, devront éviter d'y arriver en automne, et surtout au mois d'octobre, époque où la maladie y est la plus fréquente; elles devront se soutenir par une nourriture abondante et aérer le plus possible leurs chambres. Les maîtres qui obligent leurs jeunes domestiques à coucher dans des pièces étroites et sans cheminée, et qui les nourrissent insuffisamment, encourent la plus grande responsabilité. Ils doivent savoir que leur égoïsme et leur négligence peuvent être payés de leur propre vie. Ajoutons que les jeunes gens habitués au grand air de la campagne feront bien de multiplier leurs promenades et d'aller respirer le dimanche en dehors de la ville. Les personnes non acclimatées ne devront jamais visiter des typhiques ni les soigner, surtout si elles viennent d'accoucher ou sont en état de grossesse.

La mauvaise installation des latrines a une très grande importance puisque, nous l'avons vu, elle peut donner naissance à un foyer d'infection non seulement après contamination des matières, mais même par la simple décomposition de celles-ci.

Tout à fait au début de notre carrière médicale il nous était arrivé d'appeler l'attention d'un propriétaire de la rue de Sèvres sur l'odeur épouvantable que répandaient les cabinets d'aisances de sa maison pendant les chaleurs et nous lui prédîmes des cas de fièvre typhoïde. Nous ne fûmes que trop bon prophète. Peu de temps après, sa domestique, puis son fils étaient frappés et enfin une jeune fille, sa locataire, non acclimatée à Paris, emportait le germe de la maladie dans un nouvel appartement. Nous engageons donc fortement les personnes qui possèdent de pareils cabinets d'aisances à exiger des réparations et si on les leur refuse

à signaler le fait à la commission des logements insa+
lubres qui siège dans toutes les mairies.

En cas d'épidémie il est prudent de ne boire que des
eaux de table légèrement minéralisées ou sérieusement
filtrées, ou encore bouillies. Le lait devra également
avoir été porté à 100° avant d'être absorbé.

II. *Pendant la maladie.* — Que de fois ne nous est-il
pas arrivé d'entendre dire : « Je suis allé prendre des
nouvelles de X..., mais je ne suis pas monté de peur
d'attraper sa maladie. Il a une fièvre muqueuse. » Cependant il est permis d'être ici courageux à peu de
frais, rien n'est plus exceptionnel que de voir un
malade d'une salle d'hôpital être contaminé par un
voisin atteint de fièvre typhoïde.

En effet la maladie ne se communique pas ainsi,
même pour les personnes longtemps en contact avec
le typhique (1) si elles ont soin :

1° De désinfecter à l'avance les bassins où doivent
être rendues les matières en y laissant une solution
formée de 20 grammes de chlorure de zinc pour
100 grammes d'eau. On fera bien de jeter en outre une
certaine quantité de désinfectant dans les latrines
(voir page 58);

2° D'aérer fréquemment la chambre en ouvrant les
fenêtres dans une pièce voisine, puis après les avoir
fermées, en faisant communiquer les deux pièces;

3° En changeant fréquemment le malade de linge

_____

(1) Sauf les réserves faites plus haut.

(chemises, draps). Ceux-ci ne doivent être mêlés aux autres et remis à la blanchisseuse qu'après avoir été trempés dans la solution ci-dessus. En agissant autrement on créerait un foyer d'infection dans la pièce où serait réuni le linge sale et on courrait le risque de contagionner les blanchisseuses;

4° Les personnes qui soignent les malades devront passer tous les jours quelques heures au dehors et prendre leurs repas dans une pièce autre que celle où est couché le malade;

5° Le réservoir d'eau des cabinets à l'anglaise devra être rempli de solution désinfectante et une quantité assez notable devra rester en permanence au-dessus de la plaque qui ferme la lunette.

Cette pratique devra être également observée dans toutes les latrines de la maison où se trouve un typhique.

Voir en outre les prescriptions générales (page 10), dont une partie a, du reste, été répétée ici.

III. *Après la guérison*. — Désinfection de toutes les pièces de toile ou de coton qui ont été en contact avec le malade par le procédé susénoncé ou par un de ceux énumérés page 15.

Désinfection à l'étuve à 110° de tous les objets non lavables : matelas, édredons, couvertures.

TYPHUS

Description. — I. *Invasion*. Frisson, mal de tête, tremblement, vertige, fièvre élevée, agitation, insomnie, prostration rapide.

II. *Éruption.* — Elle apparaît du 3° au 5° jour
d'abord au ventre, puis sur tout le corps, sauf au
visage. Elle est formée par des taches d'abord rosées,
puis devenant rouge foncé par suite de l'extravasation
sanguine. Les signes énumérés précédemment s'accroissent et un délire violent s'y ajoute. La constipation est la règle.

III. — La stupeur et l'abattement deviennent extrêmes. La fièvre tombe subitement si la guérison doit
survenir.

Mode de propagation. — Le typhus, assez fréquent
en Silésie et en Irlande, est exceptionnel en France,
où il ne s'est produit qu'à la suite de l'importation par
les troupes (retour de Crimée, 1856). Malgré les conditions défectueuses dans lesquelles se trouvaient nos
soldats en 1870, on n'a pas observé d'épidémie à cette
époque; elle n'existait pas non plus dans le camp allemand.

Le parasite microscopique qui occasionne cette
affection est encore inconnu. Il n'en est pas de même
des causes prédisposantes; ce sont : l'encombrement,
la misère, la saleté, les privations, les fatigues, les
souffrances physiques et morales, l'air confiné des
bagnes, des prisons, des vaisseaux et de certaines
casernes. Chose curieuse, lors de la dernière famine
en Algérie, les Arabes, faméliques et couverts de vêtements malpropres, engendraient autour d'eux le typhus
sans en être frappés eux-mêmes.

3.

« Le milieu le plus propre à la pullulation du parasite se trouve dans les déchets des scorbutiques, des dysentériques, des diarrhéiques, les sécrétions des catarrhes bronchiques, les liquides purulents. » (Richard.)

Les effets des typhiques, la literie sur laquelle ils ont reposé recèlent l'élément contagieux; aussi le personnel des vestiaires et des buanderies a-t-il été toujours fort éprouvé.

L'eau de boisson semble, dans certains cas, avoir propagé la maladie.

L'épidémie naît lentement, mais son intensité augmente à mesure que les cas se multiplient.

L'infection par l'air ne s'exerce qu'à une faible distance, mais elle peut être transmise au loin par des vêtements, sans que quelquefois leur porteur ait lui-même subi leur effet.

Une atteinte antérieure donne l'immunité.

Précautions. — Propreté extrême de tous les locaux où une grande quantité d'hommes doivent vivre ensemble dans un espace limité. Bonne alimentation. Éviter les grandes agglomérations dans les localités où se trouvent des faméliques. Aération complète : on rappelle toujours l'acte de ces médecins du premier Empire, commençant par casser les carreaux des fenêtres des infirmeries avant de faire leur visite.

Ne pas prolonger les contacts inutiles avec les malades; la respiration au grand air est indispensable à dès intervalles assez rapprochés pour tous ceux qui soignent les typhiques. Désinfection des vêtements et de toutes les pièces de toile, de coton ou de laine qui ont été en rapport avec les malades (voir p. 15).

CHOLÉRA

Description. — Le choléra présente des formes très différentes, les unes n'offrant aucun caractère de gravité, les autres terribles au contraire et terrassant le malade en quelques heures. Mais, quelle que soit la variété, le pouvoir contagieux est identique.

I. DIARRHÉE PRÉMONITOIRE. CHOLÉRINE. — Les premiers signes apparaissent souvent la nuit : ils consistent dans un nombre plus ou moins grand de selles (ord. 4 à 8) formées de matières liées, puis liquides et de coloration à peu près normale. Elles se produisent sans coliques, mais sont accompagnées d'un abattement profond. Cet état persiste quelques jours (5 à 7), avec une certaine tendance au refroidissement du corps et quelquefois des sueurs assez abondantes, puis la guérison se produit ou l'affection prend l'aspect que nous allons décrire.

II. CHOLÉRA PROPREMENT DIT. — Dans certains cas, il forme le second stade de la forme précédente, mais souvent débute d'emblée. Les selles deviennent extrêmement fréquentes, et, après la rapide évacuation du contenu primitif de l'intestin, sont constituées par un liquide aqueux incolore et sans odeur qui s'écoule bientôt comme d'un vase inerte et dans lequel nagent des flocons blanchâtres semblables à des grains de riz. Ces matières sont en outre rendues par des vomissements qui se produisent sans effort et qui contribuent, pour leur part, à l'anéantissement où tombe le malade.

La soif est insatiable, le ventre rétracté, la voix faible et cassée, l'amaigrissement rapide. Les pieds et les mains sont froides et violacées; ces dernières se dessèchent et se plissent. Des crampes douloureuses existent dans les membres. La peau est glacée et le malade souffre au contraire d'une chaleur extrême à l'intérieur du corps. Les urines sont à peu près supprimées. La respiration devient de plus en plus difficile et la mort survient dans une sorte de somnolence et de torpeur.

III. CHOLÉRA SEC. — Le malade meurt rapidement avec tous les signes précédents, sauf les évacuations qui ne s'effectuent pas, l'intestin étant paralysé.

Mode de propagation. — *Agents d'infection :* Les déjections rendues par les selles et les vomissements et, par suite, tous les objets qui ont pu être contaminés (literie, vêtements, linges, parquets, vases et fosses d'aisances). Le mélange des matières cholériques avec celles des personnes saines semble donner, par l'effet d'une fermentation particulière, une action encore plus intense au poison.

Les eaux peuvent être polluées soit par le rejet des déjections dans les rivières, soit par des infiltrations faisant communiquer des fosses avec des puits, des citernes ou des conduites d'eau.

Les cadavres peuvent être également des causes d'infection (mortalité des ensevelisseurs).

Des objets ayant servi à des cholériques ont transmis le choléra à des localités plus ou moins éloignées où ils avaient été envoyés; ils ont conservé parfois pendant plusieurs semaines leurs propriétés nocives. Cependant, pour M. le professeur Proust, la faculté de transmission disparaîtrait après une exposition à l'air libre pendant un certain temps; si l'objet est enfermé, le danger persiste au contraire même au bout de dix mois.

Des aliments préparés dans la maison des cholériques, puis emportés dans une autre maison, ont communiqué la maladie à la plupart de ceux qui en ont mangé (Marey).

Mais ce qu'il importe avant tout de savoir, c'est que le sujet importateur ignore souvent lui-même qu'il est contagieux; il peut en effet avoir seulement la diarrhée prémonitoire qui, nous l'avons dit au début de cette étude, peut enfanter chez les personnes en contact les formes les plus graves.

La contagion par l'air ne se fait qu'à petite distance: ainsi, on a observé des cas où un côté d'une rue restait indemne, tandis que le fléau frappait sans relâche les habitants des maisons placées en face.

Mode d'absorption. — Elle se fait par les voies respiratoires et digestives; les faits cités plus haut le démontrent clairement.

Précautions (1). — Nous étudierons successivement l'hygiène à observer par les individus (1° en temps d'épidémie; 2° comme gardes malades) et par les villes.

I. INDIVIDUS. — *En temps d'épidémie.* Si, d'une part, beaucoup de sujets semblent réfractaires au choléra, bien qu'ils se soient exposés à tous les accidents, il n'est pas douteux aussi que certaines personnes y sont prédisposées. Ce sont les enfants au-dessous de quatre ans, les vieillards, les alcooliques, les convalescents, les malheureux débilités par une alimentation insuffisante et les ouvriers qui, venant d'abandonner la campagne pour la ville, ne s'y sont pas encore acclimatés. Aux uns, nous conseillerons de fuir les grandes agglomérations avant l'apparition du fléau; aux autres, de rester en province tant que l'affection ne sera pas complètement éteinte.

Il sera bon, du reste, même dans les localités iso-

(1) Les alinéas encadrés de guillemets sont empruntés à *l'Instruction populaire sur les précautions à prendre en cas d'épidémie de choléra,* rédigée par une commission composée de MM. Wurtz, H. Bouley, Brouardel, du Mesnil, Durand-Claye, Ch. Girard, Grancher, Kœchlin-Schwartz, Lereboullet, Levraud, Liouville, A. J. Martin, Naplas, Pabst, Pozzi, Proust, Rochard, Siredey, Thévenot, Émile Trélat, Vidal, Walther et Vallin.

lées, de suivre les prescriptions que nous allons indiquer, un village pouvant être aussi facilement contagionné qu'une grande ville par l'arrivée d'un malade
en possession du germe morbide.

Alimentation. — Voici d'abord, d'après M. le professeur Bouchardat, qui a été témoin des cinq épidémies de
choléra de Paris, quelles sont les règles à observer :
« Il ne faut rien changer à l'alimentation qui convient
individuellement et à laquelle on est habitué. Pas
d'essais. Dans bien des conditions, notre appareil
digestif se révolte contre les innovations en apparence
les plus inoffensives. Autant que possible, l'alimentation devra être variée, réparatrice, sans excès, surtout en ce qui concerne les alcools. Cependant, pour
les personnes sobres, je ne craindrais pas une légère
augmentation de la ration journalière de vin rouge, à
la condition qu'on choisisse du vieux bourgogne de
grande qualité. Si l'on est habitué au thé et au café, il
faut en continuer l'usage. La mastication devra être
parfaite. Si la diarrhée est à redouter et préoccupe
vivement dans un temps de choléra, rien ne la pré-
vient mieux, après une bonne alimentation, que la
régularité dans les selles. Celui qui peut normalement
obtenir une garde-robe après chacun de ses principaux repas augmente ses conditions d'immunité. On
devra s'abstenir le plus possible de mets acides, de
crudités, comme fruits verts, radis, artichauts ; de
légumes fermentés, tels que la choucroûte; de substances trop salées ou trop épicées, comme la charcu-

terie, les coquillages. Les viandes lourdes (oie, canard,
porc frais) seront également proscrites.

« Il n'y a aucun inconvénient à faire un usage
modéré des fruits bien mûrs et de bonne qualité; on
doit toujours les peler et, mieux encore, les manger
cuits. Cette dernière recommandation s'applique également aux légumes.

« On doit se renseigner sur l'eau employée par les
boulangers pour la fabrication du pain, celle de puits
étant interdite, par suite des souillures fréquentes
provenant du voisinage des fosses. »

Dans les grandes villes, comme Paris, il existe une
affection spéciale aux personnes forcées de manger en
dehors de chez elles et que nous appellerions volon-
tiers « la diarrhée des petits restaurants ». Comme
elle nous semble prédisposer ceux qui en sont atteints
à l'invasion du choléra nous en dirons un mot ici.

A un moment donné et sans cause particulière on
éprouve un dégoût invincible pour les aliments qu'autrefois on acceptait sans répugnance. En même temps apparaît une diarrhée, plus ou moins liquide, qui cesse après
un ou deux repas simples mais bien préparés dans la
famille, pour se renouveler après le retour au restau-
rant. Le même fait se reproduit quelquefois pendant
des mois.

La cause de cette singulière maladie réside : 1° dans
l'air souvent insalubre qu'on respire dans une pièce
étroite et mal ventilée; 2° dans les vins ordinairement
frelatés; 3° dans le peu de fraîcheur des viandes que les

condiments largement employés dissimulent à peine;
4° dans le mode de cuisson (viande chauffée au four).

Nous n'hésitons pas à engager les petits employés,
qui forment la meilleure partie de la clientèle de ces
établissements, à faire les plus grands sacrifices pour
s'assurer avant tout une bonne nourriture en temps
d'épidémie.

Les ouvriers, que le décorum n'empêche pas de manger chez le marchand de vin, semblent plus rarement
affectés de cette maladie (la simplicité de la prépara-
tion contraignant peut-être les traiteurs à fournir une
viande plus fraîche).

Un de nos amis nous a raconté que, quelques jours
après son incorporation au régiment, soixante sur
quatre-vingt-dix de ses camarades, volontaires d'un an,
furent pris d'une diarrhée très intense. Il en fut de
même pour les recrues à leur arrivée au corps. Cette
fois il ne s'agissait plus de jeunes gens dorlotés
dans leur famille, mais de paysans et d'ouvriers, et les
renseignements qu'il recueillit à cette époque lui dé-
montrèrent la répétition fréquente de cette indisposi-
tion au début du service militaire. Les causes sont fa-
ciles à trouver : changement de régime et fatigues relativement excessives. Nous estimons qu'il y a là une
raison suffisante pour faire retarder l'appel de la
classe au moment du choléra, les jeunes gens se trouvant prédisposés à la contagion par l'encombrement des
casernes et par l'état temporaire de leurs intestins.

Boissons. — Ne boire que de l'eau bouillie puis aérée

par l'agitation, ou des eaux de table légèrement minéralisées qui, outre leur pureté, ont l'avantage de faciliter la digestion ; celles qui contiennent du fer en petite quantité sont préférables étant plus reconstituantes.
Prendre toujours ces eaux chez des marchands dont
on soit sûr ; car, lorsque des épidémies se produisent,
leur consommation devient énorme et il est arrivé que
des intermédiaires peu scrupuleux ajoutaient simplement quelques sels à l'eau de leur fontaine. « A l'eau
bouillie on peut ajouter du thé, du houblon, de la centaurée, en petite quantité, et boire ces infusions mélangées de vin. »

Le filtre Pasteur-Chamberlan semble également
donner un liquide exempt de micro-organismes. Quant à
tous les autres ils donnent des résultats complètement
illusoires dès le premier jour ou après peu de semaines.

L'eau de goudron est-elle sans danger? Nous en
doutons beaucoup, surtout dans les restaurants où on
s'en sert souvent quelques minutes seulement après
l'introduction de l'eau dans la bouteille. Nous le répétons donc, les personnes peu fortunées devront recourir
exclusivement à l'eau bouillie.

Nous avons vu plus haut que l'eau de puits surtout
était proscrite complètement. L'ingestion d'une grande
quantité de liquide froid ou de boissons fermentées
(cidre, bière) est particulièrement dangereuse en temps
de choléra ; cette observation s'applique encore davantage aux glaces. De crainte d'adultération, le lait
devra, lui aussi, être pris bouilli.

Hygiène du corps. — Les refroidissements étant plus à craindre que d'ordinaire, il est utile de se vêtir avec plus de précaution, de veiller sur les changements de température du soir, de bien se couvrir pendant la nuit et de prendre soin de ne pas laisser de fenêtres ouvertes dans la chambre où l'on repose. On entourera le ventre d'une flanelle et on portera des chaussures chaudes, des chaussettes de laine en hiver. Les paysans devront éviter de marcher pieds nus : les sabots garnis de paille ou de foin leur rendront de grands services dans ces circonstances.

« On évitera les fatigues exagérées, les excès de travail et de plaisirs, les veilles prolongées, les bains froids et de trop longue durée, en un mot, toutes les causes d'épuisement. » Un exercice quotidien en plein air, notamment avant l'heure des repas, sera très salutaire.

On aura soin, en outre, de renouveler souvent l'air dans les chambres, soit par l'ouverture des fenêtres, soit par l'entretien d'un feu dans les cheminées.

II. GARDES-MALADES. — Ceux-ci doivent prendre, en outre, quelques précautions spéciales :

1° Ne jamais manger leurs aliments dans la pièce occupée par le cholérique;

2° Abandonner le foyer morbide pendant les heures consacrées au sommeil;

3° Réagir contre la crainte de la contagion. Celle-ci est réelle, mais beaucoup moins fréquente qu'on ne se le figure généralement. La mortalité relativement minime des infirmiers et des médecins vient démoutrer la vérité de cette assertion;

4° Observer les prescriptions indiquées page 9;

5° « Quelle que soit la saison, établir une ventilation continue dans la chambre du cholérique, même pendant la nuit, par l'ouverture permanente d'un imposte ou d'un carreau mobile. Le refroidissement qu'on peut d'ailleurs éviter en chauffant ou en couvrant le lit, est beaucoup moins à craindre pour le malade lui-même que la corruption de l'air. On aura soin en outre de pulvériser dans la chambre une des solutions énumérées page 20;

6° « Désinfecter à l'avance les vases qui doivent recevoir les liquides vomis ou les matières fécales en y versant, pour une contenance de 1 litre, un grand verre de liqueur bleue (sulfate de cuivre du commerce 50 grammes, eau 1 litre) ou bien une petite tasse à café (50 grammes) de chlorure de chaux. On peut empoisonner toutes les latrines d'une maison en y jetant les matières non désinfectées.

« Il faut au contraire se hâter de jeter les matières aussitôt après qu'elles ont été rendues et désinfectées.

« Les linges de corps ou de literie souillés par les déjections doivent être plongés avant de sortir de la chambre dans un baquet contenant 20 litres d'eau auxquels on mêlera ou bien 4 litres de la liqueur bleue ou bien deux tasses à café (c'est-à-dire 150 à 200 gr.) de chlorure de chaux sec qu'on noue dans un sac de toile. On les retirera du baquet, en les tordant, au bout d'une demi-heure d'immersion dans ce liquide, qu'il suffit de renouveler tous les jours. Mais il faut remettre le linge humide encore au blanchisseur, qui le rincera immédiatement dans l'eau bouillante avant de le soumettre à la lessive.

« Les pièces de vêtements susceptibles d'être lavées seront soumises au même traitement. Les pièces en drap et en tissu de laine seront envoyées avec la literie à l'étuve. On peut toutefois les désinfecter au soufre (voir page 22).

« Quand les vêtements sont profondément souillés et de peu de volume, il est préférable de les brûler.

« Les taches ou les souillures sur les planchers, les tapis, devront être immédiatement lavées à l'aide d'un chiffon soit avec la solution bleue, soit avec un lait de chlorure de chaux obtenu en mêlant une cuillerée de chlorure sec à 1 litre d'eau. Le chiffon est ensuite brûlé. Les tapis ne devront pas être secoués par les fenêtres avant d'avoir subi ce traitement.

« Autant que possible, les literies occupées par les malades devront être garnies de larges feuilles goudronnées ou de journaux pour prévenir la souillure des matelas. Ces papiers seront détruits par le feu.

« Les matelas tachés ou souillés devront être humectés à l'aide d'un chiffon ou d'un tampon d'ouate, avec la solution bleue étendue de 5 fois son volume d'eau ou avec la solution de chlorure de chaux (une cuillerée à café de chlorure sec par litre d'eau).

« Ces matelas pourront dès lors être emportés par

des voitures spéciales et désinfectés dans des étuves,
soit par la vapeur, soit par l'air chauffé à +110°, ou
encore par le soufre (voir page 22).

« Deux fois par jour, dans les maisons où s'est produit un cas de choléra, on versera dans la cuvette des
cabinets 2 litres de liquide bleu ou deux tasses à
café de chlorure de chaux sec délayé dans 2 litres
d'eau. Une tasse à café de la liqueur bleue ou de chlorure de zinc liquide à 45° devra être versée chaque soir
dans les tuyaux d'évier, les plombs, les conduits des
eaux ménagères.

« Partout où il sera possible, on établira sur le trajet
des tuyaux de chute, des siphons ou tubes en plomb ou
en grès recourbés en U, afin d'empêcher le reflux des
gaz de l'égout dans l'intérieur des maisons.

« Les ordures ménagères et les rebuts de cuisine devront être gardés dans une caisse bien fermée, à cou-
vercle; chaque jour on répandra à leur surface soit
un demi-verre de la solution bleue, soit une à deux
cuillerées de chlorure de chaux en poudre. Ces débris
seront descendus chaque soir dans une caisse métallique bien close, établie par le propriétaire dans la cour
de la maison; on en saupoudrera la surface avec du
chlorure de chaux avant la nuit. Chaque matin cette
caisse sera vidée dans les charettes publiques par les
soins de l'employé de la voirie, qui déposera une certaine quantité de chlorure au fond de la caisse vide
pour la désinfecter. »

Toutes ces précautions sont coûteuses et prennent

du temps; mais nul ne doit s'en affranchir, puisque c'est à ce prix seulement qu'on peut empêcher la maladie de frapper non seulement les personnes qui entourent le cholérique, mais les blanchisseurs, les voisins et par suite toute la ville.

HYGIÈNE PUBLIQUE

Les localités préservées sont ordinairement celles qui sont placées sur une hauteur et par suite suffisamment ventilées; où les avenues sont larges et le service de voirie bien fait; où règne la plus grande propreté non seulement dans les rues, mais dans les maisons, dans les cours, dans les allées.

Parmi les villes des environs de Paris qui ont échappé jusqu'ici à la contagion nous citerons Versailles, Sèvres, Saint-Cloud, Bry-sur-Marne, le Plessis-Picquet. Du reste, sous l'influence des améliorations apportées à l'hygiène, la capitale elle-même a vu diminuer dans une grande proportion le nombre des cholériques. La mortalité qui, lors des épidémies de 1832 et de 1849, avait atteint 18,300 et 19,148 personnes, est tombée, en 1853-54, à 7,626; en 1865-66, à 2,751; en 1873 et en 1884, à moins d'un millier d'individus, bien que la population se soit au contraire considérablement augmentée.

L'année dernière, les quartiers particulièrement frappés furent ceux où la malpropreté et l'encombrement facilitaient la propagation de la maladie. D'autre part, personne n'a oublié les tristes détails donnés en 1884, et cette année même, par MM. les professeurs Brouardel et Proust sur la voirie de Toulon et de Marseille. Quant à l'asile de Breteuil, où les victimes furent si nombreuses, bien qu'il soit placé dans le VIIe arrondissement, l'un des plus sains de Paris, le choléra y prit une grande extension par suite du grand âge des malades et peut-être de l'insuffisance de l'alimentation. On sait que les établissements fermés, prisons, collèges, couvents, hospices, échappent ordinairement à l'infection, mais que si la maladie y pénètre, elle y sévit avec une extrême gravité.

Tout le monde pouvant être atteint par le fléau, il faut que chacun veille non seulement sur la propreté de son logement, mais sur celle des escaliers et des lieux d'aisances communs à plusieurs locataires. Si l'installation de ces derniers est défectueuse, des réparations d'urgence devront être exigées. Les commissions qui siègent dans les mairies prêteront au besoin leur assistance aux réclamants.

« En temps de choléra, il faut éviter toutes les grandes agglomérations d'hommes sur un même point; ces réunions et ces foules deviennent facilement un foyer de propagation de l'épidémie.

« L'accumulation des immondices, fumiers, résidus industriels en décomposition dans les cours et au voisinage immédiat des maisons doit être sévèrement prohibée. Ces amas en décomposition ne seront toutefois remués et enlevés qu'après avoir été arrosés avec une solution d'acide sulfurique au centième. On arrosera avec le même liquide l'emplacement devenu libre.

« Il faut plus que jamais empêcher la stagnation des matières dans les égouts, surtout au-dessous des bouches ouvrant sur la rue. Le lavage de ces bouches pourrait être fait avec un mélange au centième de chlorure de zinc; on peut encore y répandre de grandes quantités de bouillie de chlorure de chaux.

« En temps d'épidémie de choléra, les opérations de vidange ne devraient être autorisées qu'à l'aide de tonneaux hermétiques, actionnés par la vapeur et brûlant les gaz sous les chaudières. Après chaque opération, le radier et les murs de la fosse doivent être désinfectés par la projection soit d'un mélange au centième de chlorure de zinc, soit d'un lait de chaux obtenu en délayant 1 kilogramme de chlorure de chaux sec dans 50 litres d'eau. Il serait désirable que toutes les fosses fixes fussent surveillées et désinfectées par les soins de l'administration.

« La sécurité des habitants d'une maison ne peut être assurée que par la déclaration immédiate, à l'administration municipale, de tout cas de choléra survenu dans la maison. Dans des circonstances aussi exceptionnelles, il est probable que les maires, usant des droits que l'article 3 du titre IX de la loi des 16-24 août 1790 leur confère en cas d'épidémies, rendront cette déclaration obligatoire. Le public comprendra que cette mesure n'est en rien vexatoire et que sa rigoureuse application est la principale garantie contre le danger de propagation du mal.

« Cette déclaration doit être faite à la mairie, avant l'expiration des vingt-quatre heures, par les soins et sous la responsabilité des personnes qui entourent le malade. Le médecin est tenu seulement de faire connaître sans retard aux personnes qui assistent le malade la nature véritable de l'affection.

« Lorsqu'un cas survient dans un hôtel ou un logement garni, la déclaration doit être faite immédiatement au commissaire de police (ordonnance du préfet de police du 7 mai 1878). Les malades ne doivent pas séjourner, même vingt-quatre heures, dans cet hôtel ou garni ; ils seront transportés d'urgence, soit dans un hôpital spécial, soit dans une maison de santé affectée exclusivement à cet usage d'après convention passée entre le gérant et l'autorité locale ; toutefois, les malades auront le droit de se faire transporter dans un appartement loué par eux, pourvu qu'il soit possible de les isoler ainsi sans danger pour les voisins.

« La chambre occupée momentanément par un cholérique ne pourra être livrée à un nouveau voyageur ou locataire qu'après désinfection complète par la combustion de 30 grammes de soufre par mètre cube.

« Quand plusieurs personnes occupent une même chambre et que l'une d'elles contracte le choléra, c'est faire courir le plus grand danger aux membres de la famille encore bien portants, et particulièrement aux enfants, que de vouloir traiter le malade dans la

chambre commune. Il faut le faire transporter immédiatement dans un hôpital spécial; là tout est préparé
pour un traitement rapide et de chaque instant; contrairement à ce que croit le public, la chance de guérir
est beaucoup plus grande à l'hôpital que dans un logement encombré, où tout manque pour des soins
immédiats et incessants.

« Dans toute maison où survient un cas de choléra,
une inspection rapide doit être faite par un fonctionnaire
sanitaire, d'abord pour constater la réalité de la maladie, puis pour s'assurer que toutes les mesures de
désinfection ont été prises et qu'elles sont suffisantes.

« Quand les garanties d'exécution et de sécurité ne
seront pas complètes, les opérations de désinfection
devront être faites par les soins de l'administration. Il
sera nécessaire d'assurer pendant vingt-quatre heures
un abri aux habitants du logement pour procéder à
une purification sérieuse. C'est en prenant au début les
précautions les plus rigoureuses qu'on peut empêcher
les épidémies locales de devenir graves et de s'étendre.
La chaleur portée à + 110° c., surtout quand elle est
humide est le meilleur moyen de désinfection; elle est
sans danger pour les tissus et les matières premières.
Les municipalités pourraient facilement improviser ces
étuves, en cas de besoin, en établissant des poêles de
fonte qu'on chaufferait au rouge, dans des locaux loués
à cet effet, sur différents points des villes. Il suffirait
de disposer des claies et des portemanteaux pour y
suspendre les objets suspects; les poêles pourraient être

alimentés du dehors, et une vitre scellée dans la mu-
raille y permettrait la surveillance.

« Dans chaque poste de police devrait se trouver un
dépôt de matières désinfectantes. Des voitures spéciales viendraient prendre à domicile tout le matériel
contaminé et le rendraient purifié.

« Les lavoirs publics devront être l'objet d'une surveillance particulière, afin que le linge souillé par les
cholériques ne soit pas lavé en commun ; des dépôts de
chlorure de chaux et de sulfate de cuivre permettraient
d'y prendre les mesures de désinfection qui auraient
été négligées dans la maison du malade.

« Des salles d'hôpital et des voitures pour les y transporter doivent être spécialement affectées aux cholériques. »

TRAITEMENT IMMÉDIAT

Le médecin seul peut l'indiquer, mais il sera toujours
utile en temps de choléra d'avoir chez soi une dizaine
de grammes de laudanum dont on pourrait prendre
5 à 20 gouttes sur un morceau de sucre en attendant
l'arrivée du docteur qu'on préviendra à la moindre
alerte, une médication rapide n'étant jamais plus nécessaire que dans cette maladie.

DYSENTERIE DES PAYS TROPICAUX

Description. — Dès le début, le malade souffre de coliques intenses. Les selles sont fréquentes ; d'abord diarrhéiques, elles prennent bientôt une apparence caractéristique et sont constituées alors par un liquide contenant de petites masses blanc jaunâtre analogues à du blanc d'œuf cuit incomplètement et quelquefois striées de filets rouges. Plus tard, elles sont formées de sang presque pur et de débris de membranes auxquels on a donné le nom de « raclure de boyaux », puis, dans une dernière période, d'une quantité variable de pus dont l'odeur est extrêmement fétide.

Les besoins d'aller à la selle deviennent incessants (de 10 à 200 par 24 heures), et sont accompagnés d'une sensation fort douloureuse au niveau du fondement. Les matières rendues chaque fois sont très peu abondantes, une cuillerée à café à peine. Dans certains cas, une grande difficulté d'uriner vient encore accroître les souffrances.

Les phénomènes généraux, notamment la fièvre, ont une intensité variable ; mais toujours l'amaigrissement est extrême, la soif vive, la peau sèche. Les douleurs et l'affaiblissement causés par les évacuations amènent de la prostration, de la somnolence et le refroidissement général du corps.

4.

Mode de propagation. — On observe la dysenterie aux Indes, en Cochinchine, en Algérie, en Égypte, en Grèce, en Sicile, en Espagne et dans l'Amérique du Sud. En France, elle frappe quelques personnes isolées, mais sans se répandre autour d'elles.

Causes prédisposantes. — Encombrements (camps, villes assiégées), misère, mauvaise alimentation, fatigues excessives, usage immodéré de fruits non mûrs.

Agent infectieux. — Il est encore inconnu, mais semble exister dans les déjections : le pouvoir contagieux est du reste assez faible, — d'où la délimitation assez complète du territoire occupé par la maladie.

Précautions. — Pour les *gardes-malades*, elles découlent de ce que nous venons de dire et consistent dans la désinfection à l'avance des bassins destinés à recevoir les matières dysentériques. Les étrangers, dans les pays tropicaux, devront se prémunir contre le refroidissement nocturne qui succède aux chaleurs excessives des jours. Les vêtements de flanelle sont tout à fait indiqués.

Il conviendra, en outre, de ne boire que des eaux bouillies auxquelles on pourra ajouter du thé ou de la petite centaurée. On évitera soigneusement les excès d'alimentation et de boisson.

FIÈVRE JAUNE

(VOMITO NEGRO)

Description. — La maladie débute brusquement par un frisson, des douleurs le long de la colonne vertébrale, des maux de tête, de la courbature et un sentiment d'angoisse au niveau de l'estomac.

La fièvre est forte, accompagnée d'agitation et d'insomnie, la soif vive, les yeux injectés, le visage et le reste du corps très rouges. La constipation est la règle. Des vomissements se produisent, ils sont d'abord alimentaires, puis liquides et bilieux.

Vers le quatrième jour tous les accidents s'arrêtent d'une façon définitive (forme légère) ou temporaire (forme grave) et la teinte jaune ou jaune verdâtre qui a donné un de ces noms à la maladie apparaît sur toute la surface de la peau.

A ce moment on constate chez la moitié environ des malades des vomissements de sang noir (*vomito negro*) qui peuvent coïncider avec des hémorragies par l'intestin et des plaques rougeâtres sur la peau.

La mortalité varie entre 15 et 50 pour 100 suivant les épidémies.

Mode de propagation. — La fièvre jaune n'est pas une maladie européenne, et lorsqu'en 1801 elle fut importée à Saint-Nazaire, elle s'y éteignit assez rapidement; mais il n'en est pas de même dans les colonies françaises du Sénégal et de la Guyane où elle fait tous les ans de nombreuses victimes.

Le véritable foyer de l'affection ne se trouve pas cependant dans ces régions, mais sur les rivages du golfe du Mexique et des grandes Antilles d'où les navires peuvent emporter les germes morbides avec leur cargaison.

AGENT INFECTIEUX. — Le *poison amaril* est encore inconnu, ou du moins imparfaitement démontré, bien que dans ces derniers temps des inoculations aient été faites et qu'elles aient semblé suivies de succès. En tous cas son développement paraît dépendre de deux conditions : l'élévation de la température et un foyer d'infection produit par des matières végétales et animales en décomposition. Le miasme est capable de se conserver longtemps sans altération, de se reproduire, de se multiplier et de se transporter à de grandes distances. (Proust.) Les chiffons, les drilles transmettent l'affection; et c'est dans l'atmosphère confinée des cales de navire que le poison reste caché jusqu'au moment où il frappe les personnes chargées de débarquer les balles qui y sont accumulées. Le malade l'emporte avec lui dans ses vêtements, dans son linge, dans les couvertures et les matelas dont il a fait usage.

Le froid fait disparaître l'épidémie qui ne règne du reste qu'au bord de la mer, à l'embouchure des fleuves, dans les ports où les conditions susénoncées sont réunies. Dès qu'on s'enfonce à l'intérieur des terres, surtout lorsqu'on gagne les hauteurs, on se trouve à l'abri.

Causes prédisposantes. — La maladie frappe seulement les étrangers, mais l'acclimatement n'est que temporaire et les personnes qui abandonnent pendant un temps assez prolongé les pays à fièvre jaune peuvent être frappées à leur retour. Les sujets débilités par des émotions, des fatigues, des excès, des privations, sont en opportunité morbide pour contracter le terrible *vomito negro*.

Précautions. — Les personnes qui doivent se rendre dans les pays où la fièvre jaune est endémique feront sagement de choisir la saison froide pour y aborder. Lorsque l'été arrivera, elles seront déjà en partie acclimatées et, du reste, pourront quitter les villes du littoral pour se rendre dans les localités de l'intérieur où le fléau ne sévit pas. Elles devront s'astreindre, en outre, à une alimentation légère, analogue à celle des habitants du pays, et à un usage très modéré des alcooliques.

Comme la contagion se fait surtout après le coucher du soleil et la nuit, les personnes qui débarqueront dans les ports mexicains, par exemple, devront choisir le milieu du jour pour traverser les localités contaminées. Si elles sont forcées de veiller un ma-

lade, elles éviteront de passer les heures consacrée
au sommeil dans sa chambre : l'aération et la désinfection devront, en outre, y être permanentes.

Traitement préventif. — Les inoculations d'un vaccin
contenant les éléments nocifs atténués semblent avoir
donné de bons résultats entre les mains d'un professeur de Rio de Janeiro, M. Freire. Il convient d'at-
tendre encore avant de se prononcer.

SYPHILIS CONTRACTÉE

DANS LES RELATIONS ORDINAIRES DE LA VIE

**Signes des lésions par lesquelles la syphilis peut
être communiquée.** — I, CHANCRES. *On constate sur une
partie quelconque du corps,* mais avec une plus grande
fréquence sur les organes génitaux et ensuite aux lèvres, une ulcération ou mieux une érosion de la peau
ou de la muqueuse. Cette érosion est en général très
superficielle et n'intéresse le plus habituellement que
l'épiderme avec lequel elle se continue sans rebord.
Sa forme est circulaire ou ovalaire, son fond lisse et
sa couleur rougeâtre (chair de bœuf), quelquefois cependant elle est grisâtre.

Lorsqu'on saisit la partie qui la supporte, on sent
une résistance très nette, formée par l'endurcissement

limité des tissus qui se trouvent immédiatement au-dessous d'elle. Quant à l'étendue, elle est presque toujours peu considérable et ne dépasse pas le diamètre d'une pièce de 20 centimes, de 50 centimes ou de 1 franc. L'humeur qui la recouvre est en quantité fort minime.

Le chancre est le premier signe de la syphilis, il se produit 5 à 6 semaines après l'inoculation du virus.

II. Plaques muqueuses. — Elles consistent dans de petites érosions s'élevant légèrement au-dessus des parties voisines ou formant au contraire une très légère dépression. Leur couleur est grisâtre, opaline ou même tout à fait blanchâtre, mais cette teinte est due à une pellicule qui peut disparaître et alors la surface est rose ou grisâtre et limitée par un mince liseré rouge vif. La forme est plus ou moins arrondie et la grandeur, fort petite, ne dépasse pas en général 1 demi-centimètre; mais elle peut beaucoup augmenter si plusieurs plaques viennent à se réunir.

La douleur produite par ces lésions est le plus souvent assez faible, c'est plutôt une gêne qu'une véritable souffrance, fréquemment même elle n'existe pas du tout.

Les points où on rencontre le plus souvent les plaques muqueuses sont : les organes génitaux de la femme, les amygdales, les piliers du voile du palais, les lèvres, le sillon qui sépare celles-ci des gencives, le voisinage du frein, les bords et le dos de la langue, exceptionnellement la partie interne des paupières et l'intérieur du nez.

Ces diverses altérations se produisent plusieurs semaines après l'apparition du chancre et persistent quelquefois *pendant des années.*

AGENTS D'INFECTION. — L'humeur sécrétée par les chancres ou les plaques muqueuses mises en contact avec une petite fissure de la peau ou des muqueuses. La salive et le sang sont également virulents.

Mode de contagion et précautions. — Beaucoup de personnes, après avoir lu la description des lésions ci-dessus, seront portées à se récrier : « Comment, c'est une écorchure aussi minime, ce sont ces bobos insignifiants qui peuvent causer une maladie aussi terrible? » Il en est ainsi cependant, et c'est pour cela que, d'une part, personne ne s'en défie, et que, de l'autre, des individus atteints, contagionnent tous les jours, soit par négligence, soit par ignorance, un grand nombre des personnes qui se trouvent en contact avec eux. Il ne se passe pas, en effet, une semaine où un syphilitique ne se présente à Saint-Louis n'ayant aucun soupçon de son affection et ne retrouvant qu'à grand peine le souvenir de l'accident primitif, une petite ulcération dont il ne s'était jamais préoccupé. Chez la femme l'erreur est encore plus facile, ce premier signe échappant ordinairement à sa vue.

Ajoutons que l'indolence fréquente des plaques muqueuses donne une grande sécurité à beaucoup de gens

du monde, cependant fort soigneux, et qui sont déso-
lés le jour où, sans s'en douter, ils communiquent leur
maladie.

Il faut donc que chacun le sache, l'idée que l'on se
fait généralement dans le public du syphilitique est
tout à fait erronée. Il peut avoir un âge quelconque et
n'être même qu'un enfant à la mamelle; il n'a pas
perdu tous ses cheveux, et sa peau peut être aussi
nette, aussi belle qu'on peut la souhaiter; rien dans
sa figure, dans ses habitudes, n'a été changé, et il peut
sembler se mieux porter que jamais. Et malgré cela,
il suffit souvent de s'être servi d'un objet à son usage
pour être infecté.

Il est donc absolument nécessaire de connaître tous
les modes de transmission et nous allons les indiquer successivement en y ajoutant les précautions à
prendre.

Nous étudierons d'abord la contagion par contact
direct ou indirect chez les enfants et les adultes, puis
nous consacrerons un chapitre spécial à celle produite par les nourrices.

I. Contagion par contact direct. — 1° *Coucher*. Un
ami est resté trop tard pour prendre le train, on lui
offre de partager le lit d'une des personnes de la maison. Il accepte : un contact fortuit d'une partie excoriée d'une jambe ou d'une partie quelconque du corps
avec le pus du chancre ou des plaques muqueuses de
son compagnon a suffi, la transmission est faite.

Quelquefois c'est un enfant qui accourt tout joyeux

8

pour réveiller un parent et que celui-ci garde un moment dans son lit, ou bien une petite fille à laquelle on permet de passer quelques heures dans la couche de la bonne, fort éloignée elle-même de croire un malheur possible.

2° *Les baisers.* — C'est le mode de contagion le plus habituel. Un grand dîner a eu lieu dans une maison. Il est 9 heures et les enfants ont grand'peine à ne pas s'endormir ; sur un signe de leur mère ils se lèvent et font le tour de la table, embrassant chacun et embrassés par tous. Il y a là 12, 16 personnes, dont beaucoup sont des inconnues, n'importe ce petit devoir doit être rempli, et ils l'accomplissent en conscience. Qu'une des lèvres d'un des convives soit couverte de quelque plaque muqueuse imperceptible et la syphilis peut être contractée.

Un de mes clients, auquel j'avais interdit toute manifestation de ce genre, m'a souvent raconté la persécution dont il était l'objet de la part d'une de ses sœurs, à cause de sa froideur apparente pour son enfant.—« Vous ne l'aimez donc pas que vous ne voulez jamais l'embrasser ? »

Avant la Révolution on se donnait l'accolade à tous propos et souvent sur les lèvres mêmes. Nous voyons, dans le *Misanthrope*, Philinte embrasser Oronte qu'il connaît à peine. C'était là, sans nul doute, une des causes de la multiplication de la maladie à cette époque. Dans certains pays, aux États-Unis notamment, cette malheureuse coutume est encore très en

vigueur, et il nous est arrivé fréquemment de voir de
jeunes misses embrasser sur les lèvres des parents éloignés. En Russie, le jour de Pâques, on s'embrasse même
entre inconnus. Rien n'est plus ordinaire que d'entendre des mères engager leurs enfants à embrasser
des petits camarades qu'ils ont rencontrés deux ou
trois fois sur une plage ou à la promenade.

Nous engageons au contraire les parents à habituer
leurs fils et leurs filles à garder la plus grande réserve
à l'égard non seulement des étrangers, mais aussi des
amis et même des membres de la famille. Le shake-
hand anglais, la poignée de main, doit remplacer une
pratique aussi dangereuse.

On évitera en outre d'appliquer les lèvres sur les
boutons qui se produisent sur le visage ou les mains
de l'enfant sous prétexte de « guérir le bobo ». Celui-
ci en effet peut n'être autre qu'un chancre contracté
comme nous venons de le voir ou par un des procédés
qui vont suivre.

Pour la même raison on empêchera le petit être de
confier une blessure de ses doigts aux lèvres d'une
personne qui voudrait ainsi arrêter l'hémorragie.

Chez les Israélites, la succion qui suit l'opération
de la circoncision, a, dans quelques cas, transmis la
maladie à l'enfant par les lèvres de l'opérateur ou au
contraire à celui-ci par la blessure de l'enfant.

3° *Salive.* — Un jeune garçon a une tache quelconque
sur un point de son visage : une amie obligeante prend
aussitôt un peu de sa propre salive sur un coin de

mouchoir et frotte consciencieusement l'endroit sali. Quelques semaines après, un chancre apparaît, cette amabilité a coûté cher.

Si une personne, en examinant la gorge d'un malade, a reçu de la salive sur la figure ou dans les yeux, elle devra s'empresser de les bassiner à grande eau.

Les morsures peuvent être également dangereuses, et il est nécessaire de nettoyer aussitôt la partie lésée.

II. CONTAGION PAR CONTACT INDIRECT. — La contagion peut se faire longtemps après la souillure de l'objet qui sert d'intermédiaire, le virus étant doué d'une grande vitalité.

Objets de table. — Les verres sont souvent le véhicule de l'infection, et des fiancés ont certainement acquis une syphilis avant le mariage en cherchant à connaître la pensée l'un de l'autre.

Inutile d'insister sur les dangers que présentent les verres de restaurants, de soirées et surtout des bals officiels. Il nous est arrivé de voir ainsi une coupe à champagne passer, sans avoir été rincée, sur les lèvres de cinq individus différents, dont un au moins nous était connu comme possesseur de plaques muqueuses de la bouche. Nous profitons de cette occasion pour appeler l'attention des pasteurs de l'Église réformée sur les inconvénients de la communion sous les deux espèces telle qu'elle est pratiquée actuellement. Dans la cérémonie de Pâques, deux à trois cents personnes touchent de leurs lèvres le vase rempli de vin; qu'une seule ait des ulcérations contagieuses, et un immense désastre peut se produire. Le fait est d'autant moins improbable qu'il existe dans la science des exemples de transmission par le saint ciboire qui sert tous les jours pendant la messe, mais dont l'usage est réservé exclusivement aux ecclésiastiques. Le baiser sur la patène ou sur le Christ le jour du vendredi saint offre les mêmes dangers.

Les cuillères et les fourchettes peuvent également être infectées. Si une cuisinière, avant de servir, goûte son potage avec un des couverts placés sur la table, le plus souvent elle se contentera de le remettre où elle elle l'a pris, sans se croire forcée de le laver. Il faut donc prendre l'habitude d'essuyer soi-même ses ustensiles de table avant de les employer, surtout dans les restaurants. On s'apercevra du reste bientôt qu'au seul point de vue de la propreté, cette petite pratique était loin d'être inutile.

Dans les bals on s'efforcera de conserver dans un coin quelconque le verre dont on se sera emparé au début. Enfin, dans les cérémonies religieuses, on se bornera à un simulacre, dont le Seigneur, pesant vos bonnes intentions, ne songera jamais à vous punir.

Objets de toilette. — Les éponges, les brosses à dents, les canules des irrigateurs, peuvent conserver le virus : ils devront donc être rigoureusement personnels.

Objets de bureau (coupe-papier, porte-plume, crayons). On sait combien il est fréquent de voir des personnes sucer, mordiller, mâchonner inconsciemment toutes ces choses en travaillant.

Le professeur Leloir (de Lille) cite le cas d'un de ses malades qui s'était contaminé avec une colle à bouche dont un commis atteint de syphilides buccales s'était servi à son insu.

D'autre part, une de nos clientes nous a raconté le fait fort instructif qu'on va lire :

Une jeune fille, voulant prendre une note dans un des grands magasins de nouveautés de Paris, demande à un employé de lui prêter un crayon qu'il portait fréquemment à sa bouche pour qu'il marquât davantage et, machinalement, elle fait comme lui. Six semaines après, le médecin appelé pour traiter « le bouton » qui venait de lui naître à la lèvre, reconnaît un chancre. Le père est d'abord soupçonné et soigneusement examiné; naturellement il n'avait rien. Enfin on se souvient de l'incident, et le jeune homme retrouvé et interrogé avoue qu'il avait à cette époque des plaques muqueuses à la langue.

Morale : Ne jamais approcher des lèvres les objets appartenant à d'autres.

Friandises. — L'éminent professeur de clinique de Paris, M. le Dr Hardy, a cité le fait d'une contamination par une dragée qui avait passé de bouche en bouche.

Pipe, porte-cigarettes. — Un ami qui cache soigneusement sa maladie, ou qui ignore avoir en ce moment des plaques muqueuses, prête un de ces ustensiles de fumeur. On l'accepte et on s'en sert sans défiance : la syphilis est transmise.

Les *latrines* souillées involontairement sont quelquefois la cause d'une contagion. Nous verrons du reste dans un autre chapitre (page 130) qu'elles peuvent occasionner d'autres maladies. Nous ne saurions donc trop engager ceux qui nous lisent à ne jamais s'asseoir dans les cabinets sans prendre certaines précautions, le mieux du reste serait de ne s'y asseoir jamais et de s'accroupir simplement, comme le font beaucoup d'hommes. Que le luxe du local ne les illusionne pas, et qu'ils se gardent d'oublier combien les domestiques sont souvent sujets à caution !

Barbiers. — A l'occasion des teignes (page 113) nous insistons sur les périls qui résultent de l'usage d'un rasoir commun à tous. Nous engageons également ici nos lecteurs à apporter *chaque fois* leur instrument chez le coiffeur, s'ils ne savent pas se raser eux-mêmes.

Coucher. — Des draps sur lesquels serait tombé du pus provenant de chancre ou de plaques muqueuses peuvent-ils donner la maladie? Nous le croyons, à condition toutefois que la partie du corps mise au contact présente une ulcération, un bouton écorché. La transmission par des pièces de pansement vient démontrer la vérité de cette supposition. Il est donc indispensable : 1° de n'accepter de partager la couche d'un ami que lorsqu'on est absolument sûr de lui ; 2° de détruire les linges ayant servi à recouvrir une plaie syphilitique.

Tatouage. — Le Dr Robert a rapporté plusieurs cas de contagion par ce procédé. L'opérateur se servait de sa salive pour délayer l'encre de Chine qu'il employait; de plus, il crachait à plusieurs reprises sur le dessin tracé afin de mieux distinguer les points à piquer. Un autre artiste de ce genre infectait l'aiguille en la tenant entre ses dents pendant son travail.

Instruments de travail et de musique. — Pendant très longtemps la syphilis se répandait entre les verriers forcés d'appliquer successivement leurs lèvres aux mêmes instruments. Aujourd'hui une surveillance mutuelle a mis fin à ce mode de transmission. Des joueurs de flûte se sont trouvés dans le même cas.

III. Contagion par les nourrices et les nourrissons. — La contamination par ce procédé a amené de véritables épidémies dans certaines localités. C'est ainsi qu'à Capistrello, ville de 3,000 habitants, 300 personnes furent contagionnées. On comprend du reste facilement que les enfants à la mamelle soient les derniers à être suspectés.

Contagion par contact direct. — Deux nourrices ont l'habitude de se retrouver sur le banc d'un jardin public : un jour l'une par complaisance donne le sein à l'enfant de sa voisine; elle a bien une petite ulcération au sein, mais quoi! c'est une « crevasse »; ni elle ni son amie ne s'en préoccupent. Un mois après celui-ci a un chancre à la lèvre. Qui se souvient de l'incident? Le médecin lui-même, certain de la bonne santé des parents et de la nourrice, hésite avant de conclure, et n'interrompt pas l'allaitement. Quelques jours après, la nourrice est à son tour contagionnée. Parfois cela ne s'arrête pas là et la maladie est transmise aux parents et aux amis. Ne voyons-nous pas souvent, ainsi que nous l'avons dit plus haut, des mères embrasser le bouton de leurs enfants pour les en guérir?

Dans le peuple la chose se passe encore plus simplement. Les femmes, obligées de quitter leur nourrisson pour se rendre au travail, le confient à une amie (qu'elles connaissent quelquefois depuis deux jours) et qui se charge de lui faire prendre patience en lui donnant son propre sein, le tout à charge de revanche. C'est ce que notre maître, le professeur Fournier, appelle « le sein banal ».

Dans d'autres cas, ce sont deux petits enfants à la mamelle qu'on a fait gentiment s'embrasser. Le petit ami avait bien quelque chose à la lèvre, mais la malheureuse mère a vu le sein de la nourrice qui est intact. Que dis-je? Cette personne est une de ses connaissances dont elle est parfaitement sûre et qui ignore elle-même que son enfant a la syphilis. Comment le saurait-elle? Jamais elle n'a eu elle-même le plus petit bouton. C'est ici le lieu de faire connaître une loi qui éclaire ce point d'une façon complète :

1° *Une femme mariée à un homme atteint de syphilis peut avoir un enfant affecté de cette maladie sans en offrir elle-même aucun signe;*

2° *Cette femme est à l'abri de toute contagion de la part de son enfant si elle l'allaite, bien que celui-ci, par les plaques muqueuses de ses lèvres, puisse syphiliser toute autre personne.*

5

Le mari n'a pu donner son affection à sa femme parce qu'il n'avait plus ni chancre ni plaques muqueuses, mais, comme il était encore en puissance de syphilis, son enfant est né syphilitique et la mère a été en quelque sorte vaccinée par la présence de cet être dans sa matrice. Un nourrisson sain, passant en peu de temps de la mamelle d'une nourrice atteinte de syphilides du mamelon à la mamelle d'une nourrice saine, peut transporter le virus recueilli sur la première nourrice sur le mamelon de la deuxième, et lui donner la syphilis sans être infecté lui-même, si son épiderme est intact. (Leloir.)

La syphilis peut encore se propager par une nourrice chez laquelle le chancre n'apparaît que plusieurs jours après le commencement de l'allaitement. En effet, la période qui sépare le jour de l'inoculation de l'apparition des premiers accidents est au minimum de quatre semaines. Or plusieurs circonstances ont pu se produire : 1° elle a été la nourrice d'un enfant syphilitique mort au bout de quelques jours et dont elle ignorait ou non la maladie; 2° elle l'a sue, mais s'étant empressée de l'abandonner elle ne se croit pas atteinte, et n'en avait, en effet, jusqu'ici aucun signe; 3° son premier enfant était sain, mais avant d'entrer en place pour entretenir son lait elle s'est fait téter par un nourrisson syphilitique; 4° son mari l'a infectée depuis lors.

Précautions. — Quelles sont les mesures à prendre contre de tels dangers ?

1° Ne jamais accepter une nourrice avant qu'elle ait

été examinée par le médecin de la famille. La sage-femme est tout à fait incompétente;

2º Ne se fier à aucun certificat, même venant des meilleurs amis;

3º Refuser d'accepter toute femme qui se refusera à un examen absolument complet. (Que de nourrices entrent dans les familles à la faveur de leur teint rose et de leurs dents superbes!);

4º Surveiller et faire surveiller par le médecin toutes les ulcérations du sein. Le lait d'une femme syphilitique ne donne pas la syphilis, mais la moindre écorchure peut la donner;

5º Se garder de donner le sein à un enfant étranger et défendre rigoureusement aux nourrices d'allaiter d'autres enfants ou de prêter le leur à leurs amies, en les avertissant du péril pour le nourrisson et pour elles-mêmes;

6º Empêcher les nourrices de voir leurs maris non pas seulement de peur que « le lait ne passe », mais aussi par crainte d'une contagion possible;

7º Si la nourrice a interrompu par suite de mort ou d'une cause quelconque l'allaitement d'un autre enfant, s'instruire de la maladie à laquelle celui-ci a succombé et aller se renseigner auprès de la mère. En cas de doute refuser la nourrice sans hésitation, eût-elle de bons certificats pour des places antérieures.

1. *En faisant former les bouts de sein.* — Dans certaines régions, notamment dans le Nord, il existe des femmes se chargeant spécialement de cette besogne et

des infections ont pu être la suite de la maladie de l'opératrice. C'est au mari seul que doit revenir cette tâche, dont certainement il ne se plaindra pas.

II. *Contagion par contact indirect.* — Des enfants ont contracté un chancre en se servant du hochet (pièce en os ou en ivoire qu'ils s'amusent à sucer) appartenant à un petit syphilitique. Il peut en être de même de jouets quelconques qu'ils portent à leurs lèvres. Mais les cas les plus fréquents de transmission indirecte doivent être rapportés à l'usage d'un biberon qu'un syphilitique avait amorcé. Inversement, des enfants ont pu infecter ainsi des parents ou des emis qui avaient voulu leur rendre ce petit service.

Enfin, on peut incriminer l'écoulement provenant d'un rhume de cerveau chez un enfant syphilitique à la mamelle, d'où l'indication de ne pas se servir pour d'autres des linges ou mouchoirs qu'il a employés.

Tout ce qui appartient à l'enfant doit lui être personnel et ne jamais être prêté à d'autres. L'égoïsme individuel peut seul ici assurer le salut.

Traitement préventif. — Un syphilitique vient inconsciemment de syphiliser une personne, s'il s'en aperçoit *aussitôt,* peut-il la sauver? Nous croyons que dans ce cas une cautérisation immédiate au fer rouge doit toujours être essayée et qu'elle réussira quelquefois, mais c'est seulement dans les premiers instants après le contact que le succès est possible.

MALADIES DES APPAREILS

—

MALADIE DES GLANDES SALIVAIRES

OREILLONS

Cause. — Engorgement fluxionnaire d'une des glandes qui fournit la salive (la parotide) ou quelquefois de toutes.

Description. — Il se passe, en général, de 8 à 26 jours, entre le moment où l'individu s'est trouvé en contact avec une personne atteinte d'oreillons et celui où la maladie apparaît. Elle consiste dans un gonflement plus ou moins douloureux siégeant en avant et au-dessous d'une, puis souvent bientôt des deux oreilles, pouvant envahir les parties voisines, mais sans changement de coloration de la peau. Dans certains cas, il existe un peu de fièvre. La durée totale de l'affection est de 6 à 8 jours.

Mode de propagation. — Cette maladie est essentiellement contagieuse; rare avant 2 ans et après 40, elle se transmet de préférence entre enfants, mais aussi de ceux-ci aux parents, si ces derniers ne sont pas garantis par une atteinte antérieure.

Doit-on essayer de l'éviter? Non, dans le jeune âge ; oui, au contraire, à l'état d'adulte. Les oreillons offrent, en effet, une évolution très bénigne par eux-mêmes ; mais, chez les grandes personnes, la fluxion abandonne assez fréquemment les glandes salivaires pour se porter sur les organes génitaux, et chez l'homme elle peut amener leur atrophie. Quelquefois même, la manifestation du côté des testicules existe seule.

La règle doit donc être de favoriser la contagion avant 10 à 12 ans, à moins que l'état général de l'enfant ne soit mauvais ou qu'il soit déjà sous le coup d'une autre maladie ; « il n'est pas indifférent, en effet, de voir les oreillons venir accroître les souffrances, la fièvre, l'anémie et la faiblesse générale. » (Laveran.) Les jeunes gens, surtout les jeunes soldats, devront également fuir le contact des personnes atteintes de cette affection.

L'isolement est d'autant plus facile que la maladie progresse assez lentement dans les lycées et les casernes au moment des épidémies.

MALADIES DES YEUX

OPHTALMIE PURULENTE

Description. — La partie blanche de l'œil devient rouge, les paupières sont très gonflées et très rouges également sur leurs bords libres. Il existe à ce niveau

une sensation de cuisson et de démangeaison que le
malade compare à celle donnée par l'introduction du
sable dans les yeux.

Bientôt apparaît un écoulement jaunâtre et purulent
qui excorie la peau en contact (la quantité de pus retenu au-dessous des paupières est quelquefois telle
qu'au moment où on les relève, celui-ci peut être pro-
jeté au visage). Dans certains cas, le gonflement rend
au contraire l'écoulement très difficile.

Si la maladie progresse, la partie transparente de
l'œil, la cornée, peut devenir grisâtre et se détruire :
alors, l'œil se vide.

Modes de propagation. — Ils répondent aux trois
origines de la maladie et se produisent toujours à la
suite d'un transport direct ou indirect du liquide virulent.

1° *Ophtalmie des nouveau-nés.* — Cette affection est
très fréquente chez les enfants affaiblis ou malades
exposés à l'humidité et au froid. Elle se transmet facilement de ceux-ci aux parents.

2° *Ophtalmie leucorrhéique.* — La cause réside ici
dans le transport du séropus des fleurs blanches des
parties génitales aux yeux par les mains ou les éponges. C'est surtout chez les petites filles qu'on observe
cette forme.

3° *Ophtalmie blennorrhagique.* — La blennorrhagie
est une maladie vénérienne constituée par un écoulement de pus par l'urèthre.

Le contact de ce liquide est une des causes les plus fréquentes de l'ophtalmie purulente soit chez l'individu malade, soit chez ceux qui l'entourent et qui ignorent ou non son affection.

Précautions. — Quelle que soit la forme, il est utile : 1° de préserver l'œil sain par l'application d'un bandeau (la maladie se transportant très facilement d'un œil à l'autre chez le même sujet); 2° de soulever avec précaution les paupières qui recouvrent le pus, afin d'éviter l'inconvénient signalé plus haut : la projection du liquide nocif au visage; 3° de se laver soigneusement les mains après qu'elles ont été en contact avec les yeux malades.

C'est dans les lieux publics, et surtout dans les squares et les jardins où se réunissent les bonnes et les nourrices, que les occasions de contagion sont fréquentes pour l'ophtalmie des nouveau-nés. Des embrassements provoqués entre les petits enfants ou l'échange des linges qui servent à les essuyer amènent la transmission du virus. Nous ne saurions donc trop recommander aux mères de faire à ce sujet aux personnes à leur service les observations les plus précises.

L'ignorance des parents au sujet de la possibilité d'une ophtalmie a permis de constater, chez quelques petites filles, une infection produite par des éponges dont on s'était servi pour laver toute la surface du corps, y compris les parties génitales. D'autre part, la démangeaison qu'amène en ces points les flueurs blanches pousse les enfants à y porter leurs doigts. On doit donc exercer sur eux une surveillance active à ce sujet.

Les individus atteints de blennorrhagie doivent avoir soin de se laver complètement les doigts chaque fois qu'ils se sont pansés. Ils auront soin, en outre, de brûler les linges en contact avec le pus, les personnes qui les blanchiroient pouvant se contagionner en portant leurs mains à leurs yeux. Nous avons eu l'occasion de voir à l'hôpital de la Charité un malheureux père de famille qui fut frappé d'une ophtalmie purulente double après s'être sali les doigts avec un linge employé par son fils.

OPHTALMIE GRANULEUSE

OU DES ARMÉES

Description. — La partie blanche de l'œil devient plus ou moins rosée, et on retrouve ici la sensation de grains de sable décrite précédemment, et qui amène un écoulement de larmes. Si on retourne les paupières, on constate sur leur face interne un nombre variable, mais toujours assez considérable, de petites élevures qui constituent les *granulations*. Un liquide purulent apparaît aux bords des paupières, qu'il agglutine.

Mode de propagation et précautions. — Cette affection épidémique frappe de préférence les réunions d'hommes (casernes). La contagion se fait par le transport direct du pus, soit par les doigts ou les linges, soit par l'air.

Elle semble s'être surtout répandue en Europe après l'expédition d'Égypte de 1798, et peut frapper un très grand nombre de personnes. C'est ainsi qu'en 1834 45,000 soldats belges ou hollandais en furent atteints.

Les moyens préventifs se réduisent à la propreté et à l'isolement.

MALADIES DU NEZ

RHUME DE CERVEAU (CORYZA)

CORYZA AIGU ET CHRONIQUE. — C'est une connaissance banale que l'on ne doit pas se servir du mouchoir d'une personne atteinte du rhume de cerveau ordinaire; mais cette pratique de propreté doit être observée avec plus de soin encore lorsqu'il s'agit d'un rhume de cerveau chronique s'accompagnant d'une odeur désagréable (*ozène*).

Nous sommes d'autant plus porté à penser qu'il existe un organisme inférieur dans cet écoulement du nez, que dans certains cas la seule présence d'un homme affligé d'ozène a suffi pour donner la fièvre puerpérale à des femmes en couches (voir page 101).

On a observé, rarement il est vrai, de véritables épidémies de rhumes de cerveau.

CORYZA SYPHILITIQUE. — C'est un des symptômes les plus ordinaires de la syphilis infantile. Il se caractérise par l'enchiffrènement ordinaire, la difficulté de la respiration, une sécrétion abondante, mélangée de pus et de sang, qui forme des croûtes brunâtres ou verdâtres au pourtour des narines et sur la lèvre supérieure.

Cet écoulement peut être contagieux.

CORYZA DIPHTÉRITIQUE OU COUENNEUX. — Enchiffrènement avec rougeur des narines, puis écoulement nasal, liquide d'abord et incolore, puis jaune rosé et fétide. Plus tard, le malade rend des fragments de membranes blanchâtres lorsqu'il se mouche avec effort. On peut du reste les voir accollés à la face interne des narines. La respiration est difficile, et souvent il se produit un saignement de nez.

Le coryza couenneux n'est en général qu'un des phénomènes secondaires du croup ou de l'angine couenneuse, mais quelquefois il peut les précéder et même se produire isolément.

Précautions.—On trouvera à l'article Croup (page 92) les précautions à prendre contre le coryza diphtéritique. Quant aux autres coryzas, il suffit d'indiquer la possibilité d'une contagion pour que chacun comprenne la nécessité d'empêcher un échange de mouchoirs.

DIPHTÉRIE

ANGINE COUENNEUSE, CROUP, DIPHTÉRIE

DES BRONCHES, DU NEZ ET DES YEUX

Définition générale de la diphtérie. — Maladie caractérisée par l'existence de membranes qui recouvrent le pharynx, le larynx, les bronches, la conjonctive et l'intérieur des narines, soit isolément, soit en même temps. La période intermédiaire entre la contagion et l'apparition des accidents varie de 12 heures à 8 jours.

ANGINE COUENNEUSE. — *Signes.* Tout d'abord on est étonné du contraste entre la faible intensité du mal de gorge et la modération de la fièvre par rapport à la pâleur, à l'abattement profond du malade. Des glandes apparaissent au cou, en dedans des mâchoires ; bientôt elles sont douloureuses à la pression. Les amygdales sont gonflées et on aperçoit des taches, d'abord blanchâtres, puis jaunâtres, sur le voile du palais, le fond de la gorge, les piliers et la luette, qui peut être entourée comme d'un doigt de gant. Ces plaques reparaissent rapidement après qu'on les a enlevées. La difficulté d'avaler va en croissant.

CROUP. — Souvent il succède à l'angine, mais peut aussi apparaître d'emblée. La *voix* est d'abord enrouée, puis rauque et enfin s'éteint peu à peu jusqu'à être à peine perceptible. La *toux*, qui devient de moins en moins fréquente, se fait par quintes courtes : rauque au début, elle ne tarde pas à se voiler et à s'éteindre également. Elle amène le rejet de membranes aplaties. La *respiration*, de plus en plus difficile, est marquée par une inspiration sifflante, accompagnée d'une dépression au niveau du creux de l'estomac. Les accès de suffocation, qui au commencement de la maladie se produisaient à des intervalles assez éloignés, se répètent bientôt toutes les deux heures et sont à peine séparés à la fin par quelques instants de repos.

La fièvre est assez faible.

BRONCHITE DIPHTÉRITIQUE. — Ordinairement accompagne le croup. L'étouffement est plus rapide et le malade rejette des membranes ayant la forme de petits tubes.

OPHTALMIE DIPHTÉRITIQUE. — Coïncide ou non avec l'angine et le croup. Peut quelquefois succéder à l'inoculation lorsque l'enfant, en toussant, lance un lambeau de membrane dans les yeux des personnes qui l'approchent, et alors précède les autres localisations. On constate du *larmoiement* et la conjonctive est couverte d'une couche blanchâtre.

CORYZA DIPHTÉRITIQUE. — Des membranes tapissent l'intérieur du nez et un liquide jaune rosé s'en écoule (voir page 91).

Modes de contagion. — *Causes prédisposantes.* Mauvaise hygiène, misère, privations, alimentation insuffisante, logements mal aérés, encombrés et humides, affaiblissement physique et moral de l'individu, d'où beaucoup plus grande fréquence de la diphtérie chez les pauvres. Mais c'est avant tout le jeune âge (3 à 7 ans) qui offre un terrain favorable à l'invasion.

Agents infectieux. — Ils résident dans les fausses membranes qui, sous forme de particules plus ou moins visibles, peuvent être respirées ou absorbées par les voies digestives. Le simple dépôt sur les muqueuses minces et souvent légèrement excoriées qui recouvrent l'intérieur des paupières et du nez semble suffisant pour donner la maladie.

Précautions. — La diphtérie, surtout sous la forme de croup, est une des maladies les plus terribles et les plus contagieuses qu'il existe.

Les enfants devront être éloignés au plus vite non seulement de la chambre, mais de l'appartement occupé par le malade. Les parents qui soignent le diphtérique devront même s'astreindre à ne pas aller les voir, de crainte d'apporter avec eux le germe morbide. Ils attendront pour se permettre cette visite une autorisation catégorique du médecin. En effet, dans certains cas, la voix et la respiration redeviennent normales et on peut croire à une guérison, tandis que c'est un simple arrêt dans le cours de l'affection; quelquefois aussi les phénomènes s'atténuent et prennent l'apparence chronique; *mais, dans ces deux formes, les membranes rejetées, bien que souvent imperceptibles, continuent à être contagieuses.*

Conduite à tenir par ceux qui soignent un diphtérique.
— La diphtérie est relativement rare chez les adultes ;
cependant des exemples, malheureusement trop fréquents, démontrent la possibilité de la contagion.

Les parents devront suivre une hygiène sévère, prendre leurs repas à des heures régulières et toujours en
dehors de la chambre du malade. Ils éviteront de se
fatiguer outre mesure et se relayeront de façon à rester peu de temps de suite auprès du malade.

L'enfant ne sera ni tenu dans les bras ni embrassé,
et on prendra garde de respirer directement son haleine. Les excoriations que l'on pourrait avoir sur le
visage ou les mains seront mises à l'abri soit par un
linge, soit par de la baudruche gommée.

Un appareil vaporisateur donnant de l'acide phénique (1) à 1 pour 100 sera installé dans la pièce de façon à
charger l'atmosphère de vapeurs antiseptiques et à
l'imprégner d'humidité chaude.

Nous engageons vivement les infirmiers à se garga-
riser matin et soir avec de l'eau boriquée (acide borique, 3 grammes, eau chaude, 100 grammes) et à laver
leurs yeux et leurs lèvres avec cette solution s'ils pensent que le malade, en toussant, a rejeté des débris de
membranes sur ces parties.

Ici se présente la question du masque. Sans nous
opposer à ce qu'on s'en serve, nous le croyons peu
pratique; le port de lunettes, au contraire, sera utile.

_____

(1) Ou une des solutions énumérées page 20.

On pourrait en outre, au moment où on essaie de nettoyer le fond de la gorge, appliquer sur l'orifice de ses propres narines et de sa bouche un morceau de tarlatane doublé d'une couche de ouate et retenu en arrière par des cordons.

Les linges, même ceux dans lesquels le diphtérique s'est simplement mouché, devront être désinfectés ou passés à l'étuve.

Après la maladie. — « Les meubles, les tapis, les tentures, qui servent de réceptacle aux germes, devront être battus et purifiés, des fumigations désinfectantes seront faites rigoureusement. Les parquets et les peintures seront lavés. » (Sanné.)

Pour la désinfection, voir page 15.

AFFECTIONS CONTAGIEUSES
DU POUMON
PHTISIE

Description. — Le premier signe de la phtisie est souvent un affaiblissement extrême succédant d'ordinaire à des fatigues exagérées, mais pouvant se produire aussi sans causes appréciables.

La toux, qui revenait tous les hivers depuis plusieurs années, devient maintenant continue; elle est sèche et augmente pendant la nuit, qui se passe en général sans sommeil. Du reste à peine le malade est-il couché que son corps est inondé de sueurs; dans le jour, la fièvre disparaît ou s'atténue suffisamment pour lui permettre de se livrer assez longtemps encore à ses occupations habituelles. Les crachats sont formés d'une partie épaisse nageant dans un liquide clair, quelquefois leur couleur est rougeâtre ; le sang peut être rendu en quantité variable. La diarrhée, qui s'établit dans certains cas d'une manière permanente, contribue pour sa part à l'amaigrissement, qui peut devenir considérable.

Mode de propagation. — La phtisie est entrée tout récemment dans le cadre des affections contagieuses par la découverte d'un bacille, organisme extrêmement petit, qu'on retrouve dans les crachats et qui semble l'élément infectieux. Disons-le tout de suite, la transmission ne s'effectue que dans des conditions très restreintes et toujours chez des personnes prédisposées. Dans une statistique dressée par M. le professeur Leudet, de Rouen, et qui a porté sur 74 ménages, on voit que 7 seulement des deux conjoints ont été contagionnés l'un par l'autre.

Ajoutons que, fort probablement, chez plusieurs des personnes ainsi frappées, une enquête minutieuse aurait permis de retrouver quelques-unes des causes qui préparent notre organisme à l'invasion de la maladie et que nous allons maintenant étudier.

Causes prédisposantes. — Ce sont toutes celles qui détériorent notre constitution. Les unes sont héréditaires : parents phtisiques ou alcooliques, trop jeunes, trop âgés, ou affaiblis par quelque maladie au mo-

6

ment de la conception. Les autres nous sont person-
nelles : excès de tout genre, ou, au contraire, alimentation insuffisante et misère; imprudences faites pendant
le cours d'une convalescence, fatigues excessives, peu
de soins donnés à notre santé (insomnies répétées à la
suite de soirées, refroidissements); anémie prononcée,
grossesses trop fréquentes. *Mais aucune n'est fatale, et
une. bonne thérapeutique,* ajoutée à une hygiène rationnelle, peut non seulement préserver de la maladie,
mais l'arrêter dans son évolution.

Précautions générales. — « Docteur, je souffre d'un
rhume négligé. » C'est par cette phrase que débutent
9 sur 10 des phtisiques qui viennent nous consulter.

Depuis plusieurs années on toussait chaque hiver
sans que ce petit ennui préoccupât beaucoup, mais
cette persistance finit cependant par inquiéter. Peut-
être faudrait-il voir un médecin? Bah! n'a-t-on pas la
quatrième page des journaux, qui tous les jours ra-
content des guérisons si merveilleuses? Et alors on
épuise la série des goudrons, des fers, des capsules
créosotées (1), sans parler de la douce Revalescière du
Barry. Un ami vous conseille les pilules Mattei, un
herboriste une pâte adoucissante, la sage-femme qui
vous a accouchée prête fort obligeamment une ordonnance employée autrefois dans une circonstance « tout

_____

(1) Ces trois médicaments, souvent si utiles, peuvent dans
certains cas être nuisibles. Le fer, notamment, peut amener
des hémorragies.

à fait semblable. » Bref, on demande des avis à toutes les personnes qui, de près ou de loin, touchent à la médecine, sauf cependant à celles qui l'ont étudiée. On en agit ainsi un peu par économie, beaucoup par indolence et aussi par une sorte d'appréhension de la vérité.

Enfin, cependant, on se décide à voir un médecin, et on est tout étonné qu'il ne vous mette pas sur pied en 8 jours. Au bout d'un mois on en change, après avoir pris soigneusement les médicaments indiqués, mais sans s'être astreints, le plus souvent, ni à l'alimentation, ni à l'hygiène prescrites. L'observation de cette dernière partie de l'ordonnance était, cependant, au moins aussi nécessaire que la première, puisqu'elle était destinée à mettre l'organisme en état de rendre vraiment utilisables les préparations pharmaceutiques.

Qu'il nous soit permis, lecteurs, de vous donner encore un conseil. Lorsque vous vous trouvez chez votre médecin, à la suite d'un rhume, d'une bronchite quelconque, ne vous refusez jamais à un examen de votre poitrine, provoquez-le au contraire. Le docteur, pressé par les autres clients qui l'attendent, ou même négligent (ce défaut existe dans notre corporation comme dans toutes les autres), sera porté, s'il éprouve des résistances, à vous juger sur votre mine, et si la course, l'émotion, vous ont donné meilleur aspect, il conclura souvent dans un sens trop favorable. Or c'est surtout pour la phtisie qu'il importe d'agir de bonne heure et par une médication énergique.

Les vaches phtisiques ont été depuis longtemps incriminées et la contagion par leur lait, si elle n'est pas complètement prouvée, est au moins très vraisemblable. Il convient donc dans les villes, et particulièrement à Paris, de ne prendre cet aliment que soigneusement bouilli. On sait la triste apparence présentée par les malheureuses bêtes enfermées chez ces industriels si injustement nommés *nourrisseurs*.

Vie commune avec un phtisique. — Avant tout ne pas s'effrayer, ne pas trop se fatiguer et se bien nourrir. Nous l'avons dit plus haut, la contagion est rare et ne frappe que les prédisposés. Passer les nuits dans un lit, et, autant que possible, dans une chambre différente de celle du malade. Outre que l'insomnie est souvent le partage du phtisique, et par suite de son conjoint en cas de lit commun, les sueurs profuses dont il est inondé peuvent amener des refroidissements chez ce dernier.

Les crachats devront rester le moins longtemps possible en contact avec l'air; il est bon de les jeter au plus tôt. Si le médecin a manifesté le désir de les examiner, la soucoupe où ils se trouvent sera recouverte.

MALADIE DES BRONCHES

COQUELUCHE

Description. — 1re *période* (3 à 15 jours). Rhume offrant les allures ordinaires, mais caractérisé cependant par une fièvre assez intense et une toux plus fréquente et plus pénible.

2° *période* (2 à 5 semaines). — Quintes de toux spéciales : l'enfant averti par un chatouillement à la gorge reste immobile, essayant d'éviter la crise qu'il redoute, mais elle éclate malgré ses efforts.

A une inspiration succède une série d'expirations convulsives et précipitées qui empêchent l'air de se renouveler (on sait en effet que les inspirations sont les mouvements opérés par la poitrine pour s'agrandir et recevoir l'air, tandis qu'au contraire, pendant les expirations, elle se rétrécit afin de le rejeter au dehors). Le malade semble asphyxié, les lèvres sont violacées, les yeux injectés, larmoyants, le visage bouffi. Enfin, une inspiration longue, sifflante, accompagnée du rejet de matières filantes et visqueuses met fin à la quinte qui peut se renouveler plus ou moins fréquemment dans la journée. Dans les intervalles, l'enfant est calme et même reprend ses jeux. Le frottement de la langue sur les dents pendant l'accès peut amener une ulcération du frein.

3° *période*. — Retour au rhume ordinaire, mais le malade conserve souvent pendant assez longtemps la forme spéciale des quintes.

Mode de propagation. — La coqueluche est une maladie épidémique contagieuse dans laquelle on retrouve à la fois un élément infectieux et un élément nerveux. Les particules rejetées par les efforts de toux

6.

semblent être l'agent de contagion, mais dans certains cas on peut aussi incriminer l'irritation nerveuse dont nous trouverons des exemples plus démonstratifs page 135.

Causes prédisposantes. — 1er âge. La maladie sévit surtout de 1 à 8 ans : rare ensuite, elle est exceptionnelle au-dessous de 1 an et chez les vieillards. — *Sexe.* Les filles semblent plus souvent frappées.

Les excès d'alimentation, les refroidissements et les impressions morales semblent également rendre la contagion plus facile.

Précautions. — La coqueluche est au nombre des affections qui atteignent à peu près tout le monde, mais l'âge auquel elle se produit est loin d'être indifférent. Avant 5 ans, les enfants ont beaucoup de peine à supporter les fatigues extrêmes provoquées par les quintes. Il en est de même de ceux qu'une maladie antérieure vient d'affaiblir. D'autre part, si la coqueluche n'offre pas par elle-même une grande gravité, ses complications sont très redoutables.

Pour toutes ces raisons, il y a lieu d'isoler les petits malades et de ne leur permettre de revoir leurs frères et leurs amis qu'après la disparition complète du rhume. La coqueluche est contagieuse, même à la période d'invasion, alors que les quintes caractéristiques n'ont pas encore fait leur apparition ; il est donc nécessaire, en temps d'épidémie, de séparer les enfants chétifs de ceux qui semblent seulement enrhumés.

MALADIES CONTAGIEUSES
DES FEMMES EN COUCHES
FIÈVRE PUERPÉRALE

Définition. — La fièvre puerpérale est le nom donné à une maladie grave et contagieuse qui peut atteindre les femmes à la suite des couches, que celles-ci aient eu lieu à terme ou se soient achevées par un avortement.

Signes. — Deux formes.

1° *Légère.* — Élévation considérable de la température du corps avec rougeur de la face. Le ventre est plat et indolore. Les seins sont gorgés de lait.

2° *Intense.* — Peu de jours après l'accouchement, de préférence pendant les deux premiers, un point douloureux à la pression se produit dans le bas-ventre, soit de chaque côté de la matrice, soit d'un seul. Quelques heures se passent, puis le ventre augmente de volume et la douleur devient spontanée. Tantôt il y a des frissons, tantôt ils font défaut ; mais la température du corps augmente et les *seins se flétrissent*. Il survient alors des hoquets, des vomissements bilieux formés d'un liquide amer et verdâtre. La face est amaigrie, ridée, bleuâtre ou très pâle. La prostration est extrême et les mains et les pieds se refroidissent. La respiration est saccadée et la voix devient comme cassée. On a observé des gonflements douloureux des articulations, notamment des gencives. Une issue fatale survient le plus souvent en 2 à 5 jours, quelquefois cependant la malade survit une dizaine de jours.

La maladie peut, du reste, se terminer par la guérison.

Causes et agents de propagation. — La maladie est produite par l'introduction dans l'économie d'un organisme microscopique qui pullule très rapidement et qui naît dans certaines conditions que nous allons énumérer.

Tantôt il y a *auto-infection*, c'est-à-dire infection du sujet par lui-même, tantôt au contraire la maladie est produite par contagion provenant d'une autre personne, *hétéro-infection*.

I. L'*auto-infection* provient de la décomposition : 1° soit d'une partie des organes maternels (gangrène du vagin ou de la matrice) ; 2° soit des caillots ou des débris du délivre incomplètement expulsés ; 3° soit de portions putréfiées du fœtus mort.

Ajoutons-y les écoulements virulents du vagin antérieurs à l'accouchement, les lochies décomposées qu'on observe en cas de toilettes insuffisantes, la saleté des pièces de pansement, du linge ou des canules des instruments dont on se sert pour les injections.

II. L'*hétéro-infection* provient de l'action même des éléments microscopiques végétaux ou animaux qui engendrent chez les autres personnes l'érysipèle, la rougeole, la scarlatine, la variole, la diphtérie, l'ozène, l'ophtalmie purulente des petits enfants et la fièvre puerpérale d'une autre femme. Ajoutons encore le poison cadavérique.

Précautions. — Deux chiffres suffiront à montrer l'utilité des précautions à prendre contre cette maladie. En 1864, la mortalité due à cette affection à la maternité de Paris était de 18 pour 100; aujourd'hui, grâce aux mesures prises par l'éminent professeur Tarnier, elle est inférieure à 1 pour 1000. N'est-ce pas dire que toute personne soigneuse de sa santé peut et doit éviter la contagion?

Les règles à observer se réduisent à deux :

Isolement. — La femme qui vient d'accoucher doit voir le moins de monde possible pendant la première et la seconde semaines qui suivent sa délivrance. Outre la fatigue qu'ils lui causent, ces visiteurs peuvent, sans s'en douter, apporter avec eux les organismes inférieurs qui amènent la maladie, soit qu'ils viennent d'être atteints d'une des affections énumérées plus haut (érysipèle, rougeole, scarlatine, variole, diphtérie, ozène, ophtalmie purulente, fièvre puerpérale), soit qu'ils aient emporté ces germes de la chambre d'un malade récemment visité ou même d'une voiture publique où ils se sont trouvés en contact avec quelque individu inconnu sorti avant d'avoir cessé d'être contagieux.

L'ozène (rhume de cerveau à odeur désagréable, voir page 90) est une cause qui passe souvent inaperçue. Nous avons entendu notre savant maître le professeur agrégé Pinard raconter un cas dans lequel ce mode de contagion était certain.

Les personnes qui viennent de passer quelque temps auprès d'un mort, surtout si elles ont eu à le toucher, feront bien également de s'abstenir de visiter une nouvelle accouchée.

Lorsqu'on prend une garde, on devra l'interroger soigneusement avant de lui permettre d'entrer dans la chambre de la jeune mère, et la refuser si elle vient de quitter un malade atteint d'une maladie contagieuse.

Soins hygiéniques. — Ils doivent être pris avant, pendant, après l'accouchement.

1° *Avant.* — Si, ce qui est le fait ordinaire, la femme enceinte a des écoulements blanchâtres, qui souvent entraînent des érosions superficielles des parties génitales externes, elle devra employer, dans les 10 ou 15 derniers jours de la grossesse : les bains, les lotions chaudes, les injections (acide phénique, 1 gr., eau, 100 gr.), matin et soir. La canule de l'instrument doit être introduite peu profondément et le robinet seulement entr'ouvert, de façon que le liquide arrive tout doucement et non en jet.

2° *Pendant.* — Propreté méticuleuse de toutes les personnes en rapport avec l'accouchée.

Les linges, les serviettes, les draps, devront être changés aussi souvent que possible.

Pour laver la malade, le mieux est d'employer de la ouate ou des linges trempés dans la solution phéniquée et qu'on jette ensuite. Les éponges dont on se sert souvent ont le désavantage de coûter plus cher, aussi les parents ont-ils l'habitude de s'en servir après les avoir plus ou moins bien nettoyées.

3º *Après.* — Les toilettes doivent être faites de telle sorte que jamais, même en sentant de près les parties génitales, on ne perçoive d'odeur. Une compresse doit être laissée entre les grandes lèvres.

Le liquide qu'on doit employer pour faire les toilettes peut être soit une solution phéniquée (1 à 3 pour 100), soit une solution d'acide borique (30 gr. pour 1,000 gr. d'eau), soit une solution mercurielle (bichlorure de mercure, 50 centigr., eau, 1,000 gr.; ou biiodure de mercure 50 centigr., eau, 1,000 gr.). Cette dernière est celle que nous préférons.

Terminons enfin par un conseil. On a remarqué que la fièvre puerpérale atteignait de préférence les personnes non acclimatées aux hôpitaux, celles qui se présentent quelques heures seulement avant d'accoucher; nous ne saurions donc trop engager les personnes qui sont décidées à faire leurs couches dans les maternités à s'y rendre une quinzaine de jours avant l'époque où doit se faire leur délivrance. Cet avis s'adresse surtout aux ouvrières et aux domestiques.

Nous ajouterons que, dans l'état actuel de la science

obstétricale, une femme, même mal conformée, qui est examinée par un médecin au sixième mois de sa grossesse, *ne devrait jamais mourir*. La plupart des accidents proviennent de ce que souvent les femmes ne se préoccupent de trouver un accoucheur qu'une heure ou même une demi-heure avant les premières douleurs. Quant à ceux produits par les mauvaises positions du fœtus, ils doivent en grande partie disparaître depuis qu'il est devenu possible de transformer celles-ci par des manœuvres externes en positions favorables, que la ceinture du professeur Pinard rend définitives.

MALADIES DE LA PEAU

FURONCLE, CLOUS

Description. — C'est une petite tumeur dure, rouge foncé et ordinairement de forme conique : à son sommet s'ouvre souvent une vésicule renfermant un liquide roussâtre. Le clou augmente progressivement de volume et atteint quelquefois la grosseur d'un œuf de pigeon, mais le plus souvent il ne dépasse pas un gros pois. La douleur, qui est assez vive, s'accroît jusqu'au sixième jour, où l'ouverture se fait spontanément : du pus et une masse grisâtre, *le bourbillon*, s'en échappent.

La cicatrisation se fait assez rapidement.

Mode de contagion et précautions. — Beaucoup de nos lecteurs seront probablement étonnés de nous voir classer le furoncle parmi les maladies contagieuses. Il est certain cependant que, dans certains cas, cette maladie se produit sur les mains des personnes qui ont pansé un de ces clous, en ayant une petite ulcération au doigt. Nous avons lu, notamment, dans les *Annales de Dermatologie* une observation qui ne laisse aucun doute sur ce fait. Du reste le bacille virulent aurait été trouvé dans le pus. Il convient donc de prendre soin de se laver soigneusement les mains après avoir pansé un clou et à plus forte raison un anthrax qui n'est qu'une réunion de clous. S'il existe une petite excoriation de la peau, il convient de la recouvrir avec de la baudruche gommée.

VERRUES SÉBACÉES

(MOLLUSCUM CONTAGIOSUM, ACNÉ VARIOLIFORME)

Description. — Ce sont de petites tumeurs ressemblant à des verrues. Leur grosseur varie d'une tête d'épingle à celle d'un pois; elles sont arrondies, demi-sphériques ou même sphériques et offrent, lorsqu'elles sont volumineuses, une dépression à leur centre. Elles sont à peu près transparentes et quelquefois entourées d'un bord rouge.

Si on presse cette petite tumeur, il en sort une masse blanchâtre et la cavité saigne.

7

On les trouve sur le visage, les membres (côté de la flexion), le tronc, les organes génitaux de l'homme et de la femme; leur développement se fait, en général, sans qu'on s'en aperçoive. Leur durée est indéfinie ainsi que leur nombre, qui varie de 1 à 100 et plus.

Mode de propagation. — Ces tumeurs se produisent de préférence chez les enfants sans qu'on ait bien déterminé encore le procédé de transmission. Dans une salle d'hôpital, 14 petites filles sur 30 furent successivement atteintes de cette maladie.

Précautions. — Il est prudent d'éviter de se servir des linges ou des vêtements appartenant à des personnes porteurs de ces verrues.

AFFECTIONS PARASITAIRES

DE LA PEAU

Nous avons déjà eu l'occasion, au cours de cet ouvrage, de signaler l'existence de parasites comme causes de maladies plus ou moins graves, mais toujours alors les êtres qui vivaient aux dépens de notre corps avaient pénétré dans l'intimité même de l'organisme; ceux que nous allons étudier maintenant s'attaquent seulement à la peau.

Ils sont de deux sortes : *animaux* et *végétaux*.

Les parasites animaux passent la plus grande partie de leur vie à l'intérieur du tégument (gale) ou vivent à sa surface (poux, puces et punaises).

Les parasites végétaux sont des champignons inférieurs. Ils se frayent un passage à travers les cellules épidermiques, les séparent de la partie vivante de la peau et amènent leur décomposition : c'est probablement dans cet état seul qu'elles servent à leur nutrition.

PARASITES VÉGÉTAUX DU CUIR CHEVELU

TEIGNES

Définition et description. — Ce sont des maladies produites par des champignons inférieurs visibles seulement au microscope et constitués par des cellules unies bout à bout, de façon à former des tubes plus ou moins longs. Ceux-ci restent simples ou se divisent en ramifications qui peuvent s'entrelacer.

La reproduction et la propagation se font par certaines cellules détachées du tronc primitif et qui, arrivées sur un terrain favorable, reconstituent les champignons. Ces notions données, nous n'entrerons pas plus avant dans la description de ces parasites parce que pour les découvrir il faut, nous l'avons dit, un

appareil spécial, le microscope, et que nos lecteurs,
lors même qu'ils posséderaient cet instrument, ne pourraient l'utiliser sans études spéciales.

**Causes prédisposantes générales et communes à
toutes les teignes.** — Les teignes sont au premier
rang des maladies que l'on peut éviter par une bonne
hygiène individuelle. « La contagion sévit surtout, dit
le professeur Hardy, sur des individus dont la constitution a été débilitée par de mauvaises conditions hygiéniques, soit momentanées, soit permanentes : les
gens mal logés, mal nourris, ceux qui font des excès,
ceux qui sont surmenés par des fatigues excessives ou
tourmentés par des chagrins, sont plus sujets que
d'autres à contracter des maladies contagieuses du
système pileux. » C'est ainsi que ces affections ordinairement assez rares dans la classe aisée avaient no-
tablement augmenté de fréquence à la suite du siège
de Paris.

Mais, naturellement, la cause la plus importante réside dans les soins plus ou moins grands donnés à la
propreté générale du corps et à l'entretien de la chevelure, surtout chez les enfants, plus prédisposés que
tous à la contagion.

Déjà en 1865, dans son étude si remarquable sur la
prophylaxie des teignes, notre cher et éminent maître
M. le Dr Bergeron, médecin de l'hôpital Sainte-Eugénie, disait : « Les départements où la teigne devient
la plus rare sont ceux du nord-est, où cependant la

densité de la population est la plus forte et où la grande industrie a atteint au plus haut degré de développement, c'est-à-dire où se trouvent réunies les conditions les plus propres à la propagation de la maladie. C'est que cette région est aussi celle où la classe ouvrière est la mieux dirigée, où elle a le plus d'aisance; la teigne comme tant de maux plus graves est donc entretenue et propagée par l'incurie, l'ignorance et la misère. »

Précautions générales. — 1º *Propreté de la tête.* Il ne suffit pas pour tenir à l'abri des parasites les cheveux des enfants de les faire couper à des intervalles de 3 à 4 semaines, ainsi que cela se pratique en général, il faut en outre laver le cuir chevelu, et cela tous les huit jours au moins, avec une eau légèrement savonneuse ou avec le schampoing (savon dissous dans l'alcool). En agissant ainsi on évitera la maladie et si elle se produit on la traitera dès son apparition;

2º Les ciseaux avec lesquels le coiffeur coupera les cheveux devront toujours être apportés de la maison : chez les barbiers les plus consciencieux la négligence d'un garçon qui vient de tondre une personne atteinte d'une teigne au début peut amener la transmission du champignon.

TEIGNE FAVEUSE

Description. — On trouve sur le cuir chevelu des croûtes arrondies, jaune soufre (1), légèrement déprimées au centre, qui sont traversées par un poil et offrent 1 demi-centimètre de diamètre : ce sont les *godets faviques*.

Plus tard, la couleur change et devient plus blanche, quelquefois même plâtreuse; l'épaisseur augmente également et peut atteindre jusqu'à 1 centimètre; enfin, la surface occupée peut devenir assez grande lorsque plusieurs masses se sont réunies par leurs bords.

Les cheveux paraissent ternes, grisâtres (comme poudreux), et il est facile de les enlever, même à poignée. Lorsque l'altération a fait des progrès, ils s'atrophient et deviennent extrêmement fragiles. La *démangeaison*, qui souvent précède l'apparition de la croûte, est d'abord fugace et légère, puis elle devient vive et persistante.

Un signe très caractéristique est donné, en outre, par l'*odeur* fade et désagréable qui s'exhale de la tête, et qu'on a comparée à celle de la moisissure, de la souris ou encore de l'urine de chat.

Après un certain temps, la chute des cheveux arrive

(1) *Favus*, rayon de miel.

à être définitive, et le crâne, devenu chauve et brillant,
présente de distance en distance les cicatrices éten-
dues qu'a laissées l'atrophie des gaines du poil.

Exceptionnellement, on trouve les mêmes signes
dans la barbe. Du reste, on a trouvé des godets sur
toute la surface du corps, notamment à la face et même
sur l'ongle.

Mode de propagation. — *Causes prédisposantes.* Le
favus est une maladie de la misère; rare à Paris et dans
les grandes villes, elle est fréquente à la campagne et
se produit de préférence chez les enfants scrofuleux ou
pâles et chétifs, cependant, on l'observe aussi sur ceux
qui sont forts et robustes. Les garçons sont plus fréquemment contagionnés que les filles; peut-être la longueur de leurs cheveux empêche-t-elle le parasite
d'arriver sur leur crâne. Les excoriations de la peau,
notamment celles qui sont dues à l'existence des poux,
offrent un terrain favorable pour l'implantation du
champignon; il en est de même des croûtes occasionnées par cet insecte.

Lorsque la maladie se produit chez l'homme, on
remarque souvent, comme cause prédisposante, le
coucher dans une écurie.

La *transmission* peut se faire :

1° *Par l'air :* des particules des croûtes passant
d'une tête sur une autre;

2° *Par les objets qui ont été en rapport avec des cheveux
faviques :* coiffures, peignes, brosses, vêtements;

3° *Par contact direct :* baiser, coucher en commun, jeux ;

4° *Inoculation :* l'individu qui vient de gratter avec son ongle un godet favique, transportant le parasite sur la peau d'une autre personne ou sur la sienne propre (d'où la transmission à d'autres parties du corps);

5° *Par contact avec des animaux atteints de favus :* cette maladie a été observée, en effet, chez des chats, des chiens et des souris. (Lyon.) Les personnes qui les caressent peuvent contracter ainsi la maladie.

Précautions. — *Avant.* 1° (voir p. 113); 2° empêcher ses enfants d'avoir des contacts avec les personnes dont la tête présente les signes décrits plus haut, et en général avec tous les petits paysans dont les cheveux sont mal entretenus ; 3° leur interdire de toucher aux objets de toilette appartenant à des étrangers, et surtout à leurs coiffures, ainsi qu'aux animaux qui offrent quelque maladie de la peau; 4° surveiller les cheveux des petits domestiques venant de la campagne.

Pendant (c'est-à-dire une fois la maladie contractée).

Pour soi-même. — Prendre les mesures préventives susénoncées, la maladie pouvant parfaitement atteindre les grandes personnes. Se laver soigneusement les mains après un pansement.

Pour le favique. — L'empêcher de se contagionner lui-même en portant sa main de sa tête à une partie du corps.

Traitement immédiat. — La guérison sera d'autant plus rapide que la maladie sera prise au début. Elle est certaine tant que les gaines des poils ne sont pas atrophiées.

Après. — Supprimer toute cause de réinfection en faisant passer à l'étuve les objets qui ont été en contact avec la chevelure du malade.

TEIGNE TONDANTE ET HERPÈS CIRCINÉ

(TRICOPHYTIE DU PROFESSEUR HARDY)

Définition. — Un même champignon parasite, le tricophyton, produit sur le crâne et le menton la *teigne tondante*, et sur la face, la nuque, le cou, l'avant-bras et les mains, l'*herpès circiné.*

Description. — 1. *Teigne tondante.* Le cuir chevelu présente, sur une surface variant d'une pièce de 1 centime à celle d'un écu de 5 francs en argent et même davantage, une sorte de tonsure imparfaite, par suite de la cassure des cheveux très peu au-dessus de la peau. Lorsqu'on enlève un poil plus long à ce niveau, il se casse également près de sa naissance. Autour de ces points, la peau est rouge, un peu tuméfiée et couverte de pellicules jaune sale; on voit en outre, si la maladie date d'un certain temps, un certain nombre de poils follets de repousse.

7.

Les plaques de tonsure sont disséminées sur la tête en nombre variable.

Il n'y a pas de cicatrice (à moins qu'elle ne soit produite par le traitement) ni de calvitie très étendue.

La maladie entraîne, en général, des démangeaisons et, par conséquent, des lésions de grattage : ce dernier cependant peut faire défaut, notamment chez les lymphatiques et les scrofuleux.

II. *Mentagre.* — C'est le nom donné à la teigne tondante du menton. Elle y présente les mêmes caractères que sur le crâne, c'est-à-dire une tonsure imparfaite de la barbe plus ou moins étendue et ordinairement arrondie. Quelquefois, le champignon amène une inflammation intense de la peau, et le menton se couvre de bulles remplies de pus et très rapprochées les unes des autres : l'écoulement de l'humeur par des trous multiples rend absolument repoussant l'aspect du visage. On donne alors à l'affection le nom de *sycosis* parasitaire.

III. *Herpès circiné.* — Une tache rouge arrondie, de la dimension d'une pièce de 20 centimes, apparaît aux régions susnommées (face, nuque, cou, avant-bras, mains, dos du poignet). Bientôt, à son centre, l'épiderme se détache en petites lamelles, puis la tache s'agrandit progressivement ; mais, tandis qu'elle gagne à la périphérie, à l'intérieur la couleur normale de la peau reparaît. Une sorte d'anneau est ainsi constitué : lorsque son diamètre devient très grand (quelquefois 25 centimètres), il peut se briser et n'être plus alors représenté que par des tronçons séparés par des intervalles incolores. Il existe, surtout au début, une sensation de cuisson et de démangeaison.

Mode de propagation. — L'herpès circiné est rare dans notre pays, mais la teigne tondante est, au contraire, très fréquente à Paris. Il ne faut pas ignorer, du reste, que les champignons étant identiques, l'une de ces affections peut engendrer l'autre.

La contagion est fréquente et facile; elle se fait par l'air (les poussières champignonneuses passant d'une tête sur l'autre), par le coucher dans le même lit, par les coiffures, les objets de toilette, le peigne et le rasoir des perruquiers; mais, chose importante à connaître, si l'herpès circiné peut se produire à tout âge, la teigne tondante du *cuir chevelu* n'existe plus après 20 ans. On a noté des cas de transmission provenant d'animaux (cheval, bêtes à cornes, chat, chien, lapin).

Pour Kaposi, les maisons mal aérées, les linges mal séchés dans les établissements de bains, contiendraient le champignon (1).

Précautions. — I. *Avant la contagion :* 1° voir les Précautions générales (page 113);

2° Se défier des enfants qui présentent sur le crâne des petites tonsures que les parents attribuent faussement à des coups reçus en ces points;

(1) Pour les causes prédisposantes, voir page 112.

3⁰ Ne pas permettre aux siens de jouer avec eux, ni de toucher à rien qui leur appartienne. Empêcher les frères et les sœurs de se tenir et surtout de coucher dans la même chambre que le malade. Interdire de caresser les animaux atteints d'affections de la peau.

II. *Pendant la maladie.* — Le père et la mère n'ont pas à craindre la transmission de la teigne tondante du cuir chevelu, mais ils ont à redouter celle de la barbe et l'herpès circiné. Ils devront donc toujours se laver soigneusement les mains après avoir touché la tête du teigneux.

Empêcher la contagion de la maladie sur un autre point par le grattage.

Traitement immédiat. Guérison certaine.

III. *Après.* — Mêmes mesures que pour le favus (p. 117).

PÉLADE

Bien que le champignon de la pélade soit encore inconnu, et même son origine parasitaire fort contestée, nous l'étudions à la suite des teignes à cause de l'analogie dans le siège et le mode de contagion.

Description. — Sur un ou plusieurs points du cuir chevelu on constate l'existence de plaques arrondies complètement privées de poils et au niveau desquelles la peau est lisse et blanche. La chute des cheveux s'est faite sans que le malade s'en soit aperçu : les poils qui entourent la plaque ont perdu leur adhérence et s'en-

lèvent avec facilité ou tombent naturellement en agran-
dissant toujours la surface nue. Ni douleur ni démangeaison, sauf parfois avant le début de la calvitie.

Après un temps variable, quelquefois 1 ou 2 ans,
les cheveux repoussent spontanément.

Mode de contagion. — Cette maladie est-elle transmissible? Oui, pour Hardy, qui l'a souvent observée
chez les enfants d'une même école, chez des employés
vivant une partie de leur journée dans le même bureau, chez des frères et des sœurs, et des maîtres qui
avaient conservé auprès d'eux des domestiques atteints
de pélade. Les non contagionistes font remarquer, d'autre part, que jamais un mari n'a donné cette affection
à sa femme.

Pour nous, nous estimons que les cas cités par le
professeur de Paris sont suffisants pour prescrire à
l'égard des péladeux les mêmes précautions que pour
les teigneux ordinaires en ce qui regarde l'usage d'objets leur appartenant, mais leur isolement ne nous
paraît pas aussi nécessaire. En présence du peu de
fréquence de la transmission, la longue durée de l'évolution rend presque impossible une mesure aussi pénible.

PARASITES ANIMAUX

PASSANT UNE PARTIE

DE LEUR VIE A L'INTÉRIEUR DE LA PEAU

GALE

Définition et cause. — La gale est causée par l'introduction au-dessous de la peau d'un petit animal de la famille des arachnides, l'*acare de la gale*, qui, bien que fort petit, est cependant visible à l'œil nu. Il se présente sous la forme d'un corps hémisphérique blanc jaunâtre, à mouvements très rapides, et qui, lorsqu'on le presse sur l'ongle, produit un bruit analogue à celui de l'écrasement d'un poux.

Le mâle loge dans des dépressions humides de la partie la plus superficielle de l'enveloppe cutanée, à l'intérieur de petites bulles placées elles-mêmes au voisinage des *sillons* habités par la femelle. Celle-ci, en effet, après l'accouplement, déchire la peau avec ses mandibules (mâchoires), et après avoir creusé une galerie sous la peau, y dépose ses œufs et y meurt. Chacune d'elles pond 20 à 50 œufs, qui en quelques jours arrivent à maturité et donnent de nouveaux acares, lesquels, après 2 semaines, se reproduisent eux-mêmes aussi rapidement. Deux individus, mâle et femelle, peuvent produire en 3 mois 1,500,000 descendants. On comprend, d'après cela, qu'en peu de temps la maladie se répande sur une très grande surface du corps.

Signes. — Le *sillon* a l'apparence d'une simple éraillure légèrement courbe et ponctuée de distance en distance; il peut atteindre 1 à 2 centimètres de long, mais ordinairement ne dépasse pas 1 demi-centimètre. A son niveau l'épiderme est sec, enfoncé, fendillé et détaché : quelquefois, à sa partie terminale, on aperçoit l'*acare* avec sa couleur caractéristique.

On rencontre de préférence ces sillons au poignet (côté de la flexion), sur les parties latérales des doigts et dans les plis qui les séparent; puis à la paume des mains, à la partie antérieure de l'aisselle, aux environs de la ceinture, auprès et sur le mamelon du sein chez les femmes, et enfin, sur les organes génitaux de l'homme. Il est plus rare de les rencontrer sur le reste de la peau.

L'existence fréquente de lésions à la main est liée au grattage.

Fait à noter : chez les personnes où une partie de la surface cutanée est épaissie par un genre spécial de travail, on trouve sur cette partie même une grande quantité de sillons (épaules des porteurs d'eau, fesses des tailleurs, etc.).

La *démangeaison*, extrêmement vive surtout la nuit, est produite non seulement par le creusement de l'acare,

mais fort probablement aussi par un principe venimeux sécrété par l'animal. Elle entraîne au grattage,
dont les marques restent sur la peau.

Des *éruptions*, variables en nombre et en étendue, et
n'offrant rien de spécial à la maladie, sont dues à l'irritation qu'amène la présence de l'acare. La peau prend
une *teinte brune* au niveau des parties grattées.

Renseignements et précautions. — Dès qu'on voit
un pauvre se gratter, surtout s'il est couvert de loques,
on a une tendance très grande à le soupçonner d'être
atteint de la gale et à s'éloigner de lui au plus vite.
Cette maladie est cependant peu contagieuse, du moins
dans les rapports ordinaires de la vie.

L'acare voyage très peu sur la peau, surtout pendant
la journée; son passage d'un individu à l'autre s'effectue donc seulement à la suite d'un contact prolongé,
le plus ordinairement un séjour dans le même lit. Les
maçons, dont l'habitude à leur arrivée à Paris est de
vivre à deux, prennent ainsi cette affection. Par contre,
les médecins, les élèves et les infirmiers des hôpitaux
spéciaux, tous les jours en rapport avec un grand nombre de galeux, restent indemnes. On peut donc donner
sans crainte des soins à ces malades, à condition de se
laver soigneusement les mains après les avoir touchés.

La contagion peut se faire par des draps dans des
hôtels mal tenus, par des habits et surtout par des
gants. Quelquefois c'est au théâtre, dans une diligence,
un omnibus, un fiacre ou un wagon de chemin de fer

que l'acare s'introduit à l'intérieur des vêtements. Nous considérons comme fort imprudent de laisser les mains dégantées dans les sortes de brassards en drap qui se trouvent de chaque côté du vitrage des voitures. Il est fort rare en effet qu'ils soient brossés ou même époussetés.

Souvent, du reste, la personne atteinte a complètement perdu le souvenir des circonstances où elle a pu contracter son mal ; le premier sillon n'apparaît qu'au bout de 15 jours, et c'est seulement après une semaine qu'une partie notable du corps est envahie. Des galeux peuvent donner leur maladie sans se douter qu'ils l'ont, soit qu'étant plus endurcis à la douleur ils souffrent peu de leurs démangeaisons, soit qu'ils se grattent inconsciemment.

Dans le monde, c'est en général par les domestiques que la maladie se transmet. Les enfants au sein sont quelquefois contagionnés par leurs nourrices, et alors les premières marques apparaissent aux cuisses et aux fesses, c'est-à-dire aux points en contact avec les bras sur lesquels ils ont été portés.

On sait, du reste, que cette maladie a perdu beaucoup de son importance depuis que, grâce au traitement du professeur Hardy, on la guérit en une journée. Mais si on ne veut pas en être atteint de nouveau, il est absolument nécessaire de faire passer à l'étuve (teinturiers, four des boulangers) tous les vêtements et les draps qui peuvent recéler l'arachnide.

Les animaux ont également des acares et ceux-ci

peuvent passer sur l'homme, mais ils ont peu de tendance à s'y propager et disparaissent avec quelques soins de propreté : c'est pourquoi nous nous bornons à mentionner le fait sans nous y arrêter davantage.

Nous dirons seulement un mot de

L'ACARE DES POULES

qui ne vit pas sur notre peau, mais dont le passage sur les mains et les avant-bras des femmes qui plument beaucoup de poulets amène des éruptions assez désagréables. On peut s'en préserver en se lavant les mains d'avance avec une solution d'acide phénique, 2 grammes; eau, 100 grammes.

En tout cas il est bon, après s'être livré à ce travail, de nettoyer les parties qui ont été en contact avec la bête.

TIQUE COMMUNE

On rencontre de préférence ce petit acare dans les bois de pins : sa forme est ovale et sa couleur rouge ou jaunâtre.

Il s'attache si fortement par ses crochets à la peau qu'il suce que si on essaye de l'arracher sa tête reste souvent dans la plaie et alors l'inflammation est plus vive et plus persistante.

Pour le faire tomber en entier, il suffit de le toucher avec une goutte d'essence de térébenthine ou de benzine, ou encore d'huile étherée.

PARASITES ANIMAUX

POUX

POUX DE TÊTE

Petit insecte grisâtre présentant 6 pattes terminées par des crochets et une bouche qui peut mordre et sucer, la peau étant d'abord déchirée par les mandibules, puis perforée par l'appareil aspirateur, le *rostre.*

Les femelles sont plus nombreuses que les mâles et la ponte est très fréquente ; chacune peut donner 50 œufs en 6 jours et 5,000 rejetons en 8 semaines. Les œufs sont réunis et collés aux cheveux : lorsqu'on en trouve vers le sommet de ceux-ci, on peut être certain que les poux sont établis depuis longtemps sur la tête. C'est à la nuque qu'ils s'établissent de préférence.

Signes. — Les cheveux sont agglutinés les uns aux autres par la matière sébacée et par le pus provenant des parties excoriées par l'inflammation et le grattage. Il existe des plaques humides et saignantes et des croûtes. La démangeaison est plus ou moins vive suivant le sujet : quelquefois l'agitation pendant la nuit est assez vive pour entraîner l'insomnie.

Complications. — Les poux sont la cause de plusieurs maladies de la peau (impetigo, prurigo, pityriasis). Ils amènent le dépérissement de l'enfant et le rendent anémique. Ils le prédisposent à la contagion et à la généralisation des teignes, surtout du favus, dont les spores trouvent des conditions favorables de fixation et d'adhérence dans les croûtes et le suintement qu'elles occasionnent. Souvent, enfin, ils produisent un engorgement des ganglions de la tête qui forment de petites tumeurs, notamment à la nuque.

Mode de contagion et précautions. — Les poux se propagent par l'apport des insectes eux-mêmes ou de leurs œufs chez toutes les personnes qui ne prennent pas un soin suffisant de leur chevelure. La transmission se fait en général chez les enfants par l'échange des coiffures ; mais on ne doit pas ignorer que les œufs peuvent également être apportés par l'air. Tel est le mode de contagion pour les malades (surtout les femmes) qui ont gardé le lit pendant longtemps. Il convient donc de peigner, aussi souvent que possible, les personnes alitées; outre le soulagement physique et moral que ce soin de propreté leur procure, il est fort possible qu'il leur évite des insomnies dues à la présence des insectes et que le malade attribuait à toute autre cause.

Quant aux enfants qui possèdent des poux, on devra

employer pour leur chevelure un peigne trempé dans du vinaigre, de façon à enlever les œufs (le peigne sec n'y réussirait pas, tandis que le vinaigre les décolle des cheveux). Cette opération devra être faite *partout*, car si on respecte l'endroit où se trouve les croûtes, les poux qui s'y sont refugiés en sortiront bientôt pour envahir le reste de la tête.

Lorsqu'on voit les complications si nombreuses et si graves qui peuvent être la suite de la présence de ce parasite, on ne peut s'empêcher de s'étonner que, pendant des siècles, la crédulité des mères ait fait du poux « un indice de santé », et qu'une idée aussi bizarre soit encore conservée dans certaines campagnes.

POUX DE CORPS

Plus gros que le pou de tête, mais plus agile : aussi est-il fort difficile de le trouver si on le cherche sur le corps. C'est dans les plis de la chemise, de préférence au niveau du col ou de la ceinture qu'il est possible de le voir : on le rencontre aussi à l'entour des coutures des gilets de flanelle.

Signes. — Les lésions siègent surtout aux environs des points où les vêtements forment des plis serrés au corps (nuque, épaule, reins, taille, poignets, fesses), sous la forme de coups d'ongles d'une étendue de plusieurs centimètres. Si la maladie a duré quelque temps, des taches brunâtres remplacent les cicatrices (collier des pouilleux).

Mode de contagion et précautions. — C'est souvent dans les visites de charité, après un séjour de quelques heures auprès d'un lit d'hôpital, que l'on emporte le parasite. Celui-ci trouve en effet sur les malades un bon terrain de pullulation par suite simplement de l'absence de soins de propreté. Est-il besoin de dire combien était fausse l'idée autrefois répandue dans le public que les poux provenaient des humeurs corrompues du corps.

Une promenade dans une voiture publique suffit également pour être envahi par ces parasites. Le pou, qui avait abandonné son hôte précédent, était caché dans un des plis des coussins et il se hâte de reconquérir une nouvelle victime.

Pour s'en débarrasser il suffit de prendre un bain sulfureux (1) et de faire passer à la vapeur de soufre ou à l'étuve les vêtements qu'on a portés.

Quant aux personnes qui ne peuvent quitter le lit, on les saupoudrera de poudre de staphisaigre.

POUX DU PUBIS, POUX DU BAS-VENTRE

Leur corps est beaucoup plus large que celui du pou de tête, et leur couleur est plus pâle. Ils restent en général immobiles au lieu de courir sur la peau, mais sont assez difficiles à reconnaître par suite de leur lo-

(1) Le bain sulfureux doit être pris dans une baignoire en bois, dans laquelle on verse 160 grammes de trisulfure de potassium.

calisation (partie inférieure du bas-ventre, quelquefois creux de l'aisselle et même la poitrine chez les
personnes très couvertes de poils).

Le pou du pubis enfonce profondément sa tête dans
la peau et se cramponne à la naissance du poil par
ses pattes de derrière; on a par suite une grande difficulté à l'en arracher. Les démangeaisons qu'il occasionne sont excessives, surtout la nuit.

On constate souvent, au niveau de la région occupée
par le pou, des taches bleuâtres de grandeur assez variable (1 demi-centimètre à 2), légèrement déprimées et
ne s'effaçant pas sous la pression du doigt. M. le professeur Duguet a récemment démontré que les poux
du pubis existent fréquemment sur la peau des personnes atteintes d'affections graves (notamment dans
la fièvre typhoïde). Il y a donc intérêt à surveiller ces
malades et à empêcher la propagation soit sur eux-
mêmes, soit sur ceux qui les soignent.

Mode de contagion et précautions. — Nous venons
d'indiquer un des moyens de transmission. Le fait
suivant, emprunté à notre pratique, en enseignera un
autre également très fréquent.

Une personne du plus grand monde vint nous consulter cette année même et nous exposa ainsi les
raisons de sa visite :

Depuis trois semaines déjà elle souffrait dans la partie inférieure du ventre, surtout la nuit : le médecin
ordinaire, consulté, avait conseillé (sans avoir procédé

à un examen) des cataplasmes tièdes qui n'avaient apporté aucun soulagement, et le mal allait en croissant.

Ayant prié notre cliente de préciser la forme de ses souffrances, nous parvînmes à comprendre qu'elles avaient surtout le caractère de démangeaisons. La femme de chambre avait constaté en outre de petites taches bleuâtres dans la région douloureuse. Un examen direct semblait très pénible à la malade, et nous pûmes le lui éviter, étant suffisamment éclairé.

Deux jours après le traitement (frictions avec une solution : sublimé, 1 gr., et eau, 100 gr.) avait supprimé la maladie. Quant à l'origine de la contagion elle était des plus vulgaires : un séjour de quelques minutes dans l'un de ces élégants chalets que nous devons à la prévoyance de nos édiles.

Les dames, par un sentiment de pudeur très respectable il est vrai, se trouvent ainsi exposées à souffrir pendant des semaines d'un accident guérissable en quelques heures.

PUNAISES DES LITS

Description. — Ce sont des insectes d'une longueur de 5 millimètres sur 3 de large. Le corps est ovale, un peu étroit en avant, à bords minces très déprimés; il est assez mou, d'un rouge plus ou moins foncé et hérissé de poils très courts. La tête est à peu près carrée et offre une sorte de capuchon qui sert d'étui à la base du bec. Il n'existe pas d'ailes. L'odeur spéciale est due à la sécrétion d'une glande. (Megnin.)

La ponte se fait en mai, les œufs sont blancs et oblongs. Pendant le jour, les punaises se cachent derrière les papiers des tentures, dans les fentes des murailles et des boiseries, derrière les tableaux, dans les plis des rideaux de lit. Elles peuvent supporter un jeûne très prolongé, aussi les retrouve-t-on dans des locaux longtemps inhabités. L'espèce qui habite en abondance dans les pigeonniers est identique à celle qui nous persécute. Elles sortent pendant la nuit des endroits où elles étaient cachées, se dirigent vers les hommes ou les animaux endormis et se laissent tomber sur eux. Leur odorat est très développé : d'où l'inefficacité de l'éloignement du lit des murailles.

La partie piquée devient rouge, légèrement gonflée et très douloureuse. L'insecte ne se contente pas de piquer, il inocule dans la blessure sa salive qui est fort irritante.

Précautions. — Propreté absolue. Enduire d'essence de térébenthine ou d'une solution de sublimé corrosi (1/2000) les murs envahis par ces insectes ou encore projeter sur eux de la poudre fraîche de pyrèthre. Le *passe-rage* (lepidium rural) les attire et les enivre, il est alors facile de les détruire. Il sera bon, en outre, au lieu de cirer les parquets de les passer à l'encaustique, substance qui contient de l'essence de térébenthine. Dans les vieilles maisons on doit, avant de changer les papiers, faire une fumigation d'acide sulfureux (voir page 22).

PUCES

Description [Megnin] (1). — Le corps ovale, brun roussâtre, luisant, avec une rangée de poils sur chaque anneau. La tête est arrondie supérieurement en forme de chaperon. Les yeux, qui sont ovalaires et assez grands, se trouvent en avant des antennes. Le mâle a 2 millimètres et demi de long sur 1 millimètre et demi de large. La femelle double de volume lorsqu'elle est repue. Elle pond 2 à 3 œufs blanchâtres qu'on retrouve dans les fentes du parquet et le linge sale et qui, après des métamorphoses successives durant une vingtaine de jours, se transforment en insectes adultes.

Les puces de chien ne vivent pas sur l'homme.

Précautions. — Laver les interstices des murailles et des parquets avec de l'eau bouillante, un lait de chaux ou de l'huile ordinaire contenant du tabac.

« Nos grands animaux domestiques : chevaux, bœufs, moutons, n'ont pas de puces, et il semble même que leurs émanations leur déplaisent et les font fuir ; aussi il suffit dans les endroits où les puces abondent de s'envelopper dans une couverture de cheval ayant longtemps servi pour être préservé de toute atteinte. On peut employer le même moyen pour les chiens. » (Megnin.)

(1) Megnin, 1880. *Les Parasites et les maladies parasitaires chez l'homme.*

MALADIES NERVEUSES

CONTRACTÉES PAR IMITATION

Les affections que nous allons étudier maintenant ne trouvent plus leur origine dans l'introduction à l'intérieur de l'économie d'un principe étranger délétère, elles se produisent chez des personnes plus ou moins prédisposées soit par imitation inconsciente à la suite de la vue d'un accès, soit par imitation volontaire, après des essais multiples pour répéter les phénomènes observés.

Nous avons tous les jours des exemples atténués mais cependant caractéristiques de cette forme de contagion. Plusieurs personnes sont réunies dans un salon, tout à coup une d'elles se couvre la bouche pour dissimuler un bâillement, dans quelques minutes la majorité, peut-être la totalité des assistants aura fait de même. Ne voyons-nous pas, d'autre part, des acteurs ne pouvoir se défaire de la pose, du geste d'un devancier? Que d'apprentis ministres conservent toute leur vie l'attitude souvent grotesque du grand homme qu'ils avaient plagié autrefois pour lui plaire!

HISTÉRIE VULGAIRE

(NERVOSISME, ATTAQUES DE NERFS)

Signes précurseurs. — Palpitations, bâillements, pleurs ou rires sans raison, fatigue, malaise vague.

Attaque. — Une douleur plus ou moins vive se produit dans le bas-ventre, elle remonte vers la partie moyenne de la poitrine et atteint le cou : la malade a alors la sensation d'une boule qui l'étrangle. Quelquefois aussi il existe des troubles de la vue, des sifflements d'oreilles.

La femme tombe, mais après avoir choisi la place de sa chute, elle pousse des cris et des gémissements et se débat au milieu des convulsions. En général la perte de connaissance est absolue. Puis, après un espace de temps qui varie de quelques minutes à plusieurs heures, tout se calme et l'accès se termine par des pleurs.

Causes prédisposantes. — L'hystérie peut se produire chez des petites filles et même de petits garçons, mais d'ordinaire la première attaque a lieu entre 15 et 50 ans. Une jeune fille née d'une hystérique a une chance sur trois de le devenir.

Les conditions sociales n'exercent aucune influence au dire des auteurs ; nous sommes cependant porté à

penser que les jeunes personnes de 16 à 25 ans qui,
ayant terminé leur éducation n'ont plus d'autre souci
que leurs amusements et l'espoir du mariage, trouvent
dans leur oisiveté même une prédisposition à la maladie. Le travail, surtout le travail fatigant des campagnes, est un dérivatif pour le nervosisme; aussi ren-
contre-t-on bien peu d'hystériques parmi nos paysannes.

La chlorose (pâles couleurs) met également les femmes dans les conditions nécessaires pour l'invasion de
la maladie.

La contagion par imitation est une des causes les
plus fréquentes des attaques. Rien n'est plus fréquent
dans les hôpitaux que de voir les malades d'une rangée de lits avoir successivement ou simultanément un
de leurs accès. Nous avons eu l'occasion d'observer
plusieurs jeunes filles dont la première attaque avait
eu lieu dans ces circonstances.

Est-il besoin de rappeler les convulsionnaires de
Saint-Médard et les ursulines de Loudun, dont l'histoire nous a conservé le souvenir? Dans la première de
ces véritables épidémies nerveuses, des hommes avaient
été atteints par la contagion; la maladie en effet peut
être constatée chez eux, mais beaucoup plus rarement
que chez la femme.

Précautions. — Toute jeune fille prédisposée par hérédité à une affection nerveuse (hystérie, épilepsie, etc.),
ou simplement par sa nature ou son tempérament
personnel, doit recevoir une éducation différente de

8.

celle de ses compagnes. On doit 1° multiplier les exercices du corps, les marches, les fatigues, éviter les occasions d'impressions vives;

2° Si elle est anémique, elle suivra un traitement tonique (quinquina, fer, etc.);

3° Il faut veiller à ce qu'elle ne puisse voir une attaque de nerfs. Et à ce propos nous ferons une observation que nécessitent certaines nouvelles habitudes mondaines. Depuis quelque temps le nervosisme, la suggestion, sont à la mode. Dans nombre de salons les soli de violon sont remplacés par des séances d'hypnotisme dans lesquelles une hystérique vient montrer à l'assistance ses talents particuliers. Quelquefois, sous l'influence de la surexcitation qu'on lui impose, celle-ci ajoute un morceau non prévu au programme, à savoir une attaque de nerfs. Dans une circonstance de ce genre, un de nos amis a vu la scène se compliquer et deux personnes de la société ont imité l'artiste; l'une d'elles était une jeune fille, d'une grande sensibilité, mais qui n'avait jamais eu d'accès. Il y a donc là un véritable danger, et nous ne saurions trop engager ceux de nos confrères qui se livrent à ces études à n'admettre comme spectatrices que des personnes connues et éprouvées. Puisque nous sommes sur ce sujet, nous n'hésitons pas à insister auprès des parents pour qu'ils défendent à leurs enfants de se prêter eux-mêmes à ces expériences, qui peuvent exagérer leur maladie.

ÉPILEPSIE

Signes précurseurs. — Les attaques sont souvent précédées et annoncées par l'*aura*. C'est un trouble quelconque, toujours le même pour chaque malade, mais variable d'individu à individu (douleur, sensation bizarre, vomissement, palpitation, hallucination, constriction de la gorge).

Attaque. — Le malade pousse un cri, perd connaissance, devient extrêmement pâle et tombe à l'endroit même où il se trouve, *quel qu'il soit.* Pendant une demi-minute le corps reste dans une rigidité complète, la face est injectée et la respiration entièrement suspendue. Puis, pendant 2 à 3 minutes, on observe des convulsions des muscles de la face et ensuite de tous ceux du corps; la langue, projetée en dehors de la bouche, est ulcérée par les dents, et une bave sanglante s'écoule des lèvres. La respiration est bruyante et saccadée. Enfin le malade semble, pendant un quart d'heure ou une demi-heure, perdre de nouveau connaissance, et ce n'est qu'après un certain temps de sommeil qu'il revient graduellement à la vie ordinaire, ayant complètement perdu le souvenir de ce qui vient de se passer.

C'est ainsi que les attaques peuvent rester longtemps ignorées, non seulement de l'épileptique, mais de son entourage, car elles ont lieu souvent la nuit.

Précautions. — Les enfants d'épileptiques ou même de personnes simplement nerveuses, ainsi que les descendants d'alcooliques, devront soigneusement être éloignés du spectacle présenté par un accès d'épilepsie, surtout si le malade est leur parent : l'émotion morale venant s'ajouter dans ce cas au fait lui-même. Les badauds qui font cercle, leurs enfants à la main, autour d'un épileptique vrai ou simulateur, ne se rendent pas compte de l'imprudence qu'ils commettent.

Chez les Romains, les comices étaient interrompus lorsqu'une des personnes présentes avait une attaque; la prescription religieuse dissimulait problablement ici (comme on le constate pour beaucoup d'autres) une pratique prudente d'hygiène.

CHORÉE, DANSE DE SAINT-GUY

Signes. — Impossibilité progressive de coordonner les mouvements volontaires qui sont indispensables pour l'accomplissement d'un acte (boire, marcher, etc.).

Contraction involontaire des muscles (grimaces, contorsions, agitation incessante, secousses des bras et des jambes).

Contraction involontaire des muscles de la langue, du larynx, de la gorge, d'où difficulté de parler et d'avaler ses aliments.

La maladie dure en général 2 à 3 mois, et les rechutes sont fréquentes.

Causes prédisposantes. — La danse de Saint-Guy, bien qu'observée quelquefois chez des personnes âgées, se produit de préférence dans le jeune âge. Elle apparaît surtout au commencement du printemps et à l'automne pendant les temps froids et humides. Les filles sont plus fréquemment atteintes. Le rhumatisme et le nervosisme offrent un terrain favorable à la chorée; pour beaucoup d'auteurs elle ne serait, du reste, qu'une des formes de cette première maladie.

Précautions. — Toute enfant nerveuse ou rhumatisante ou descendant de parents atteints d'une de ces affections ne doit pas être mise en contact avec des choréiques. Pendant notre séjour à Sainte-Eugénie, nous avons personnellement constaté plusieurs cas de contagion par imitation.

TIC NON DOULOUREUX DE LA FACE
(GRIMACES, SPASME, CONVULSION DU NERF FACIAL)

Signes. — Cette maladie est constituée par la contraction involontaire et plus ou moins fréquemment répétée d'un muscle ou d'un groupe de muscles de la face. Les grimaces ainsi produites donnent quelquefois au visage un aspect terrifiant. Souvent aussi on n'observe qu'une simple ride, un clignotement fugitif, un plissement du front ou de la joue. Chacune de ces contractions dure très peu de temps; tantôt elles sont isolées et ne se succèdent qu'après de longs intervalles, tantôt au contraire elles sont assez rapprochées pour former des accès qui peuvent persister pendant le sommeil. Les malades n'éprouvent aucune douleur.

Précautions. — Déjà, dans ses célèbres mémoires,

Saint-Simon raconte que Louis XIV avait dû défendre l'entrée de sa cour à une jeune duchesse qui, après avoir imité par moquerie les horribles grimaces d'une de ses maîtresses, n'était plus parvenue à s'en défaire. Il y a là une leçon et un avertissement pour tous ceux qui suivent cet exemple. Les personnes nerveuses par elles-mêmes ou par hérédité sont prédisposées à cette affection.

CONTRACTURE DES EXTRÉMITÉS, TÉTANIE

Description. — Les mains sont, en général, atteintes les premières. Le malade se plaint de fourmillements et d'une sorte d'engourdissement, puis le pouce se serre fortement contre le bord de l'index, tandis que les autres doigts sont fléchis; « la main semble demander l'aumône ».

Quand c'est le pied qui est pris, sa cambrure augmente et les orteils sont fléchis et serrés les uns contre les autres.

Si l'on essaye de changer la position, on provoque une douleur intense.

L'accès ne dure que quelques heures, mais peut se reproduire le même jour ou les suivants.

Causes prédisposantes. — Les nerveux, les rhumatisants, les convalescents, et surtout les femmes enceintes ou nourrices, sont prédisposés à cette maladie, qui est souvent provoquée par l'*imitation*. On a même observé de véritables épidémies.

MALADIES VIRULENTES

SE TRANSMETTANT DES ANIMAUX AUX HOMMES

RAGE

Description. — I. *Incubation.* Cette période, qui s'étend
du moment de la morsure à l'apparition des premiers
phénomènes, a une étendue extrêmement variable, mais
presque toujours beaucoup plus longue que dans les
autres affections contagieuses : en général, de 3 à 8 semaines; elle peut atteindre quelquefois 18 mois ou au
contraire ne durer que 1 semaine.

II. *Période mélancolique* (2 à 3 jours). — Le malade
est complètement déprimé et d'une tristesse excessive,
surtout s'il a le sentiment du danger qui le menace.
Les nuits se passent sans sommeil ou sont traversées
par des cauchemars. La respiration est entrecoupée et
une sorte d'angoisse oppresse la poitrine.

III. *Période hydrophobique* (1 à 2 jours). — Le moindre
essai que fait le malade pour avaler un liquide, sa vue,
celle d'un objet brillant ou même le simple souvenir,
amènent des spasmes de la gorge si douloureux, une
sensation d'étranglement et de suffocation si pénible

que le malade renonce à prendre aucune boisson. La salive elle-même est rejetée.

Ces crises se produisent bientôt spontanément et avec des intervalles de plus en plus courts. Elles sont accompagnées de convulsions et d'une très grande augmentation de la température du corps. Entre les accès, le malade a des moments de folie furieuse et souvent aussi des idées de suicide. Rarement il a envie de mordre.

IV. *Période paralytique* (quelques heures). Le corps est couvert d'une sueur visqueuse et une salive blanchâtre s'écoule incessamment des extrémités des lèvres. La prostration s'accroît et le malade meurt dans l'asphyxie.

Mode de propagation. — La rage ne se transmet pas d'homme à homme, elle provient toujours d'un animal, ordinairement le chien ou le chat, exceptionnellement le loup (dont les blessures larges et profondes sont très graves), le mouton, la chèvre, le bœuf, le cheval, le porc et le renard.

L'*agent contagieux* est la salive et l'inoculation peut se faire soit par les morsures (c'est le cas le plus fréquent), soit par le léchage sur une surface excoriée, soit enfin, mais beaucoup plus rarement, par les griffes imprégnées du liquide nocif. La salive des herbivores semble moins virulente que celle des carnivores. Quant au lait, il ne donne pas la maladie et l'on a pu se nourrir, sans danger, du produit des mamelles de vaches enragées. M. le Dr Brouardel a, en outre, rapporté le cas d'un enfant né deux jours avant l'apparition de l'hydrophobie chez sa mère et qui n'eut aucune atteinte de la maladie. La viande provenant d'animaux infectés ne semble pas non plus, d'après les expériences faites, pouvoir être une cause de contagion.

Les personnes mordues sont loin heureusement d'être toutes malades : quatre sur cinq au moins restent indemnes, garanties soit par une immunité spéciale, soit par la non-introduction du virus qui est resté sur les étoffes traversées par la dent. Nous voyons, en effet, que les blessures faites au tronc et aux extrémités inférieures protégées par les vêtements et les souliers sont rarement mortelles; c'est le contraire pour celles du visage et des mains.

Les enfants, qui harcèlent si souvent les chiens de leurs caresses ou de leurs taquineries, sont plus fréquemment mordus que les autres personnes, et cependant échappent dans une beaucoup plus grande proportion à la maladie.

Précautions. — La meilleure façon de se préserver de la rage est de connaître les premiers symptômes de cette maladie chez les animaux qui peuvent nous la transmettre. Nous allons donc essayer de tracer, d'après M. le professeur Bouley, dont tout le monde connaît la grande autorité en ces matières, le tableau que présente cette terrible affection chez toutes les bêtes où

9

on l'a observée. Je m'appesantirai naturellement davantage sur la rage du chien, qui est la cause ordinaire de la contagion.

Mais, auparavant, je dois m'élever avec le grand
praticien d'Alfort contre la synonymie si fâcheuse qu'on
a faite entre le mot rage et le mot hydrophobie (horreur
de l'eau). Elle a produit, en effet, de grands désastres,
les personnes qui voient boire des animaux étant per-
suadées par ce fait qu'ils ne sont pas enragés. C'est là
une erreur absolue.

*Tous les animaux atteints de la rage ont soif et essaient
de boire.*

Nous appelons, en outre, l'attention de nos lecteurs
sur deux signes communs à toutes les bêtes enragées :
1° l'excitation extrême que leur cause la présence d'un
chien, et leur désir immédiat de le mordre ou de le
détruire ; 2° la longue durée de la période qui sépare
l'inoculation de la maladie de l'apparition des premiers
symptômes. En moyenne, elle est de 1 à 2 mois, mais
on l'a vu atteindre 1 an.

I.—CHIENS

La rage peut-elle se produire chez eux d'une façon
spontanée ? La majorité des vétérinaires tendent à le
nier ; quant à ceux qui sont de cet avis, ils incriminent
surtout la privation de rapports avec des femelles.
Bien que le fait soit douteux, il en découle un ensei-
gnement à ne pas négliger.

Mais c'est surtout la contagion qui doit être à craindre. Les chiens les plus fréquemment atteints sont ceux auxquels on laisse le plus de liberté (terriers, chiens sans race) et les plus jeunes, toujours prêts à s'échapper de la maison du maître.

La rage peut se présenter chez ces animaux sous deux formes que nous allons successivement étudier : rage furieuse, rage mue.

RAGE FURIEUSE. — 1. *Période initiale.* C'est la plus importante à connaître, car les signes peuvent faire illusion et le chien en léchant une égratignure peut aussi bien donner la maladie que lorsqu'il mordra. En outre, comme il n'inspire alors aucune défiance, on a souvent une malheureuse tendance à lui ouvrir la gueule pour voir s'il souffre des dents et à s'exposer ainsi soi-même à la contagion.

L'animal est triste, taciturne ; il cherche à s'isoler, à se cacher dans les coins obscurs, à dormir ; mais bientôt il se relève inquiet et agité. Quelquefois au contraire il est somnolent, inattentif et grogne aussitôt qu'on veut le contraindre à se remuer.

Il obéit à son maître, mais sans empressement, sa queue ne s'agite plus qu'avec lenteur et son regard a quelque chose d'étrange. Puis l'agitation augmente : il se remue sans cesse, tourne et retourne tout ce qui se trouve à sa portée et on le voit lécher tous les objets froids, comme le fer ou la pierre. De temps en temps, il semble avoir des sortes d'hallucinations ; il se relève tout à coup pour avaler une mouche imaginaire ou aboyer contre un ennemi invisible, mais la voix du maître l'arrache à cet état.

« Alors, dit Youatt, arrive un moment de repos, les yeux se ferment lentement, la tête penche, les membres de devant semblent se dérober sous le corps et l'animal est prêt à tomber, mais tout à coup il se redresse et essaie de saisir les choses qui l'entourent. »

A ce moment, loin de faire des tentatives pour mordre les personnes qu'il connaît, son affection pour elles semble grandir et il lèche avec ardeur les mains et le visage non seulement du maître, mais des amis peu accoutumés à ses caresses. La parole de l'homme auquel il appartient suffit pour l'empêcher de mordre à cette période et même souvent à la suivante.

Le chien *n'a pas horreur de l'eau*, il a toujours soif, au contraire; il boit avidement, et lorsque le spasme de sa gorge l'empêche d'avaler, il s'épuise en efforts pour laper le liquide et essaie même de le mordre. On en a vu plusieurs traverser des rivières à la nage.

L'*appétit* disparaît rapidement et semble perverti : l'animal déchire et avale tout ce que ses crocs peuvent atteindre, laine, bois, litière, tapis, souliers, etc. Il lui arrive même de boire son urine.

Quant à la *bave*, elle est beaucoup moins abondante qu'on ne se le figure généralement et provient des efforts de mastication auxquels il se livre continuellement, ainsi que nous venons de le voir.

L'*aboiement* est tout à fait caractéristique par les changements profonds qu'il a subis. « Il est rauque, voilé, plus bas de ton et à un premier aboiement fait à pleine gueule succède une série de 5, 6 ou 8 hurlements qui partent du fond de la gorge, et pendant l'émission desquels les mâchoires ne se rapprochent qu'incomplètement, au lieu de se fermer à chaque coup comme d'ordinaire. » (Bouley.)

La vue d'un autre chien ou, plus rarement, d'un animal d'espèce différente excite la bête enragée à mordre cet adversaire, quelle que soit sa force. Du reste, la sensibilité à la douleur est si émoussée que les coups ne lui tirent aucune plainte et que souvent il se mord lui-même. On a noté en outre une grande surexcitation sexuelle.

II. *Période confirmée.* — L'animal est porté à mordre tous les animaux qu'il rencontre, surtout s'ils se défendent. Il le fait *en silence.* Ses yeux sont tour à tour humbles et suppliants, ou au contraire brûlants et enflammés. Poussé par le besoin de courir, il fuit la maison du maître et n'y revient qu'au bout de 2 ou 3 jours avec l'aspect le plus misérable. Il est alors extrêmement dangereux, car il peut répondre par des morsures aux caresses incessantes que lui prodiguent imprudemment les enfants.

Souvent, après une longue course, il s'arrête épuisé et marche en vacillant. « La tête est inclinée vers le sol, la queue pendante, et de sa gueule s'échappe une langue bleuâtre, couverte de poussière. » (Bouley.) Il se couche alors dans les fossés, mais reprend toute sa vigueur pour mordre le malheureux qui ose le toucher.

Période terminale. — Le chien n'aboie plus. Ses

membres postérieurs s'amaigrissent et se paralysent, ses yeux se rapetissent et s'éteignent, son front se plisse et sa gueule reste béante. La mort arrive en général 4 jours après le début de la maladie, mais elle peut survenir au bout de 24 heures ou, au contraire, seulement après une dizaine de jours.

Quelquefois la maladie offre des *rémissions* qui peuvent durer une demi-semaine et même davantage : l'animal semble avoir repris alors son train de vie ordinaire.

RAGE MUE. — Les phénomènes sont les mêmes que dans la forme précédente, ils sont seulement plus affaiblis, mais le signe caractéristique, c'est l'absence de volonté et l'impossibilité de mordre par suite de la paralysie des muscles qui relèvent la mâchoire inférieure. Celle-ci est par suite toujours béante.

La contagion se produit ici à la suite de l'examen de la gorge auquel se livre le maître qui pense y trouver un petit os. Sa main se blesse en passant sur les dents ou une écorchure antérieure se trouve en contact avec la bave plus abondante que dans la rage furieuse. L'animal est ordinairement muet, quelquefois cependant au début, il aboie de la façon décrite plus haut.

L'issue de la rage mue est également la mort.

II. — CHAT

La *période initiale* n'a pas encore été bien étudiée. Cet animal étant beaucoup plus rarement enragé que le chien. Elle se rapproche de celle observée chez ce

dernier par la tristesse, la tendance à l'isolement,
l'égarement des yeux et peut-être les changements que
présente le miaulement. Mais ce qui doit surtout
éveiller l'attention, c'est le bouleversement apporté dans
les habitudes de l'animal : calme et paresseux d'ordinaire, il devient alors extrêmement agité et remuant.

RAGE CONFIRMÉE. — L'aspect est alors effrayant, les
yeux sont féroces, la gueule béante et baveuse, le dos
voûté, les griffes sorties et tendues. L'animal cherche
à mordre la figure, *celle de son maître* aussi bien que
celle des étrangers.

III. — CHEVAL

Période initiale. — Agitation, inquiétude, hallucination, aspect féroce des yeux. De temps en temps le
cheval renifle et s'ébroue comme devant les objets qui
l'effrayent. Il obéit à son maître et ne mord l'homme
que s'il a été irrité, mais la vue d'un chien le met en
fureur et il essaie de le mordre et de le piétiner. Souvent aussi il blesse les autres chevaux. Il cherche à
prendre entre ses dents tout ce qui se trouve à sa portée et se déchire lui-même. Sa puissance musculaire
est alors décuplée et il pousse un cri plaintif qu'il n'est
donné d'entendre que dans ses moments d'extrême ter-
reur (par exemple, dans les jardins zoologiques lorsque
le lion rugit). Il a, comme les autres animaux, une
grande difficulté pour boire et une bave bleuâtre s'écoule
incessamment de sa gueule.

IV. — RUMINANTS

TAUREAU, BŒUF, VACHE, CHÈVRE, MOUTON

Rage tranquille. — L'animal porte la tête au vent, il est inquiet, agité; son œil est agrandi et tour à tour morne ou égaré; comme le chien, il est torturé par la soif et essaye en vain de se satisfaire par suite des spasmes de son gosier. Une bave abondante s'écoule de ses lèvres. La vue d'un chien le surexcite à l'extrême, il tend à le percer de ses cornes et même à le mordre (chèvre, mouton). Dans ses accès il se précipite aussi sur ses semblables, mais c'est plutôt dans la *forme furieuse,* qui ne diffère de la forme tranquille que par l'exagération de tous les signes La maladie se termine en 3 à 4 jours comme chez les précédents par la paralysie.

V. — RACE PORCINE

Mêmes signes avec tendance plus grande à se cacher. Tremblements convulsifs.

Une loi ressort de cette étude. Ne pas permettre à ses enfants de caresser et ne caresser soi-même que les animaux dont on connaît bien l'état de santé. Lorsqu'on en possède, observer avec soin les changements qui peuvent se produire dans leur caractère, et, au moindre doute, les faire examiner par un vétérinaire qui, s'il ne croit pas la maladie certaine, tiendra quelque temps les bêtes en observation. Conserver chez soi, par suite d'une sentimentalité mal entendue, un animal soupçonné de rage, c'est vouloir entraîner d'irréparables malheurs que le Code punit sévèrement.

Traitement préventif. — Nous croyons devoir transcrire ici les instructions relatives au traitement de la rage, rédigées par MM. Bouley et Proust :

« La cautérisation étant jusqu'ici *l'unique moyen* connu de prophylaxie de la rage, la seule chance de salut qui soit offerte aux personnes mordues consiste dans la *cautérisation* la plus prompte et la plus complète de la plaie.

De tous les caustiques, le meilleur est le *fer rouge*, et la cautérisation est d'autant moins douloureuse que le fer est plus fortement chauffé. A défaut de fer rouge on pourra se servir du caustique de Vienne ou de l'acide sulfurique.

Pendant que le fer chauffe ou en l'absence de caustique, il sera utile de *comprimer* au-dessus de la blessure, à l'aide d'un lien fortement serré, le membre mordu, en même temps que l'on cherchera avec les doigts à exprimer, du dedans au dehors, les liquides contenus dans la plaie.

On aidera cette expression par un lavage continu fait avec un liquide quelconque.

9.

Si la partie mordue est à la portée de la bouche, le blessé devra faire lui-même la succion immédiatement. La succion n'offre d'ailleurs aucun danger si la personne qui la pratique n'est affectée d'aucune écorchure, soit aux lèvres, soit dans la bouche. »

Bien souvent, lorsque la plaie siège au visage, on recule devant l'application du fer rouge de peur d'amener une difformité, aussi les résultats sont-ils des plus tristes, et cette localisation des blessures est celle qui occasionne les morts les plus fréquentes. Il faut donc ne pas hésiter devant la possibilité d'une altération du visage, qui seule peut garantir d'une maladie terrible contre laquelle, lorsqu'elle est déclarée, le médecin se trouve absolument sans action.

Nous insisterons en outre sur l'inefficacité de tous les autres moyens : nitrate d'argent, ammoniaque, acide nitrique, perchlorure de fer, voire même l'eau salée, recommandée sérieusement dans un livre de Mme de Ségur. Tous ces médicaments ne servent qu'à donner une fausse sécurité.

La cautérisation devra toujours, autant que possible, être faite par un médecin, qui peut mieux apprécier l'étendue qu'elle doit avoir. Cependant, la nécessité d'agir vite pourra contraindre une personne quelconque à la pratiquer; qu'elle n'hésite pas à promener le fer largement et profondément : le salut est à ce prix (1).

(1) Nous n'avons pas fait allusion ici au vaccin promis par M. Pasteur. L'illustre savant, en refusant d'inoculer une

Il est important enfin que les cadavres des bêtes enragées soient transportés chez un vétérinaire, qui
pourra reconnaître la maladie et, par suite, donner les
ordres nécessaires pour faire abattre tous les chiens
suspects ou, en cas d'erreur, rassurer les personnes
mordues.

PUSTULE MALIGNE, CHARBON

Définition. — Maladie extrêmement grave, se trans-
mettant du mouton à l'homme, et produite par la pé-
nétration dans l'économie d'un organisme inférieur
(bactéridie de Davaine) qui s'y introduit à la suite d'une
dilacération souvent fort minime de la peau.

Description. — 1ʳᵉ *période*. Après un temps qui varie
de quelques heures à 5 à 6 jours, l'inoculation est
suivie de l'apparition au point blessé d'une petite bulle
qui s'accompagne d'une démangeaison intense. La
cloque se rompt bientôt et laisse voir une ulcération
dont le fond est noirâtre et repose sur un noyau dur.
La peau forme tout autour un cercle rouge assez large

personne qui s'offrait à subir l'expérience, a montré qu'il ne
considérait pas encore sa découverte comme assez certaine,
et que de nouvelles études étaient nécessaires. Nous ne
doutons pas, cependant, d'un succès définitif. Le vaccin
Pasteur rendra d'immenses services surtout s'il devient possible de l'employer après une morsure, son évolution préservatrice étant plus rapide que l'action du virus.

et parsemé de petites vésicules. Puis l'enflure s'étend aux tissus voisins, et on constate qu'à une distance même assez grande de la plaie la peau forme de petits godets sous la pression du doigt.

L'ulcération ne suppure pas et ne donne lieu à aucune douleur.

2o *période*. — Quelquefois le jour même, mais plus souvent le lendemain ou plus tard, le malade a des nausées, des vomissements et sa figure se couvre de sueurs. L'affaiblissement progresse rapidement, la respiration devient difficile et l'asphyxie termine la scène.

Parties atteintes. — De préférence toutes les parties découvertes : visage, cou, mains.

Mode de propagation. — Cette affection est très commune chez certains animaux : les bœufs, les chèvres, les chevaux et surtout les moutons, où elle prend le nom de *sang de rate*. Ces animaux se contagionnent souvent en mangeant des fourrages imprégnés des micro-organismes, les *spores*, provenant de bêtes mortes de la maladie et insuffisamment enfouies dans les champs; les vers en remontant vers la surface de la terre transportent avec eux ces germes nocifs. On sait que les cas de charbon sont devenus assez rares depuis que M. Pasteur a reconnu les moyens de transmission et qu'il a imaginé un vaccin spécial destiné à préserver tous les animaux.

Les spores offrent une très grande vitalité; ni le temps, ni même la dessication ne peuvent leur enlever

leurs terribles propriétés, aussi existe-t-il des exemples
d'inoculation du virus longtemps après la mort du
mouton charbonneux. Toutes les parties de l'animal
peuvent donner la maladie : la peau, la viande, le
lait, etc.

Nous trouvons par suite parmi les victimes :

1º Les individus qui ont soigné l'animal vivant (bergers, vétérinaires); 2º ceux qui l'ont dépouillé (bouchers, équarrisseurs); 3º les ouvriers qui travaillent les
peaux (tanneurs, corroyeurs, apprêteurs, selliers). Les
pustules qui siègent au cou proviennent en général de
ce que l'homme a appuyé sur ce point la peau infectée
en la transportant d'une pièce dans une autre. L'action de la chaux ne suffit pas pour détruire le virus;
des individus occupés à décharner des peaux soumises
à ce traitement afin d'en enlever les poils ont été contagionnés. Une femme qui s'était fait des bas avec la
laine d'un mouton malade fut atteinte de pustule ma-
ligne.

Ajoutons que les mouches qui aspirent les liquides,
mais ne piquent pas (mouche ordinaire, mouche bleue
ou à viande), ont dans certaines circonstances trans-
porté les bactéridies sur des plaies extrêmement petites
d'individus n'ayant eu aucun contact avec des animaux charbonneux.

Précautions. — 1º *relatives aux animaux.* Ceux-ci
étant le point de départ de la maladie, c'est chez eux
qu'on doit chercher à l'éteindre par la vaccination pré-

ventive. Que les agriculteurs n'hésitent donc pas à généraliser ce procédé.

« Si une bête est reconnue charbonneuse, il faut l'abattre au plus vite afin qu'elle ne puisse infecter les autres par ses déjections; on a retrouvé en effet des bactéridies dans l'urine rosée que le mouton rejette quelque temps avant de cesser de vivre. » (Raimbert.)

L'animal mort, le mieux est de le brûler ou sinon de l'enfouir très profondément, en ayant soin de jeter dans la fosse la terre sur laquelle il a succombé et d'y ajouter de la chaux. Mais, nous le répétons, l'incinération met seule à l'abri de tout danger.

Quant aux personnes trop économes qui voudraient conserver telle ou telle partie du malade, elles doivent se souvenir des formes si diverses de l'infection. Le Code pénal est là du reste pour punir leur négligence intéressée. On devra, en outre, désinfecter les étables où l'animal est mort avant que les bergers et leurs bêtes s'y établissent de nouveau.

2° *relatives aux hommes.* — Les bouviers, gardeurs de moutons, etc., devront être avertis de la possibilité d'une transmission.

Voici, du reste, d'après Hocquard, l'aspect présenté par le sang de rate chez les moutons :

« L'animal, qui paraissait jouir d'une santé parfaite, s'arrête tout à coup, il semble étourdi et chancelle; sa bouche se couvre d'écume, il rend des excréments et des urines sanguinolentes, puis il tombe et meurt. Ces symptômes se succèdent en une demi-heure ou un quart d'heure et même en quelques minutes. La bouche et les narines laissent alors sortir un sang noir, puis le corps se gonfle et se tuméfie. »

Quant aux ouvriers qui travaillent les peaux, les crins, surtout ceux qui emploient des matières provenant de l'étranger, ils devront avoir soin d'éviter les contacts directs de ces substances avec leurs mains en les couvrant de gros gants, et lorsqu'ils devront les transporter sur leurs dos, ils protégeront leur cou avec une pèlerine en cuir.

Traitement préventif. — Cautérisation immédiate au fer rouge.

MORVE, FARCIN

Définition. — Maladie virulente contagieuse du *cheval à l'homme* et *de l'homme à l'homme* caractérisée par des suppurations multiples, des éruptions de la peau et de la muqueuse des voies aériennes.

Description. — MORVE AIGUË. *Incubation.* Un espace de 2 à 8 jours sépare ordinairement l'incubation de l'apparition des premiers symptômes de la maladie.

Invasion. — Dans certains cas on voit des traînées roses plus ou moins écartées les unes des autres partir du point blessé pour se répandre sur le membre; dans d'autres, celui-ci est, dès le début, rouge, tuméfié et chaud.

Mais ce ne sont là que des formes rares; en général l'infection s'annonce par des frissons, une grande augmentation de la température du corps, des maux de tête et des vomissements. Le malade se plaint de douleurs dans les membres et dans les articulations; ces dernières se couvrent de plaques rouges puis livides, qui se recouvrent de grosses bulles. On remarque la même éruption au visage qui, 2 semaines après environ, présente une grande quantité de boutons remplis de pus : ceux-ci peuvent du reste se développer sur le reste du corps (1).

On constate en même temps un écoulement fétide et sanguinolent par les narines; le malade n'avale et ne respire que difficilement et en toussant il rejette des crachats rougeâtres.

La mort survient au bout de 2 à 3 semaines.

La *morve chronique* est exceptionnelle et ses signes se rapprochent des précédents.

FARCIN. — Le *farcin aigu* ne diffère de la morve que par l'absence d'écoulement nasal, l'existence d'abcès ulcérés et de tumeurs sous la peau.

Dans le *farcin chronique* on retrouve les traînées rouges dont nous avons parlé plus haut, accompagnées

(1) Bouley, art. MORVE; *Dict. encycl.*, Brouardel, même article.

ou non d'ulcères assez étendus. La guérison est fréquente; cependant il arrive souvent aussi que la personne malade succombe aux progrès de la cachexie qui se caractérise par un amaigrissement progressif et une diarrhée incoercible.

Mode de propagation. — La morve a été observée chez d'autres animaux que des chevaux, mais eux seuls ont contagionné des hommes qui, dans certains cas, ont à leur tour transmis la maladie à d'autres personnes.

L'agent infectieux est contenu dans le jetage (c'est-à-dire dans l'écoulement qui se fait par les narines) et dans le pus des abcès.

Contagion du cheval à l'homme. — La transmission a lieu :

I. *Par inoculation directe.* — 1° A la surface d'une piqûre, d'une gerçure, d'une plaie, quelque minime qu'elle soit, mise inconsciemment en contact avec les éléments nocifs pendant le pansage; 2° par morsure de la joue; 3° par déchirure due à des fragments d'os pendant l'équarrissage (la virulence ne disparaît pas par la mort des animaux).

II. *Par inoculation indirecte.* — Une petite ulcération antérieure de la peau peut être également mise en contact avec un objet infecté par le cheval (étrille, éponge, seau, licol, harnais, mangeoires, parois des stalles et mur de face, fourrage et litière). Quelquefois cet objet même produit l'écorchure virulente (brosse blessant la main, paille égratignant le pied ou la jambe ou s'in-

troduisant sous l'ongle pendant le bouchonnage). Dans
certains cas l'homme avait bu dans le même seau que
le cheval. Enfin une femme a attrapé la morve en dé-
tressant des crins tordus dans un abattoir.

III. *Par l'air.* — Ici les médecins ne sont plus d'ac-
cord. Ce mode de contagion de cheval à cheval est
déjà très discuté, de l'animal à l'homme il semble
encore plus douteux. Il est au moins nécessaire que le
séjour avec la bête infectée soit assez prolongé. C'est
surtout lorsque le malade avait couché dans l'écurie
que cette cause a été incriminée.

IV. *Par la viande* (?). — Les expériences faites à ce
sujet sont insuffisantes. La question paraît cependant
résolue par la négative en ce qui concerne les viandes
cuites. Des animaux nourris de viande crue auraient
contracté la maladie (?).

Causes prédisposantes. — L'homme est en général
beaucoup moins prédisposé à la maladie que les chevaux. Tandis que ceux-ci pourraient être contagionnés
par des matières virulentes qui, après avoir perdu leur
activité par la dessication, l'auraient récupérée ensuite
par l'humidité (?), l'être humain ne serait infecté que
par des matières fraîches.

Enfin M. Bouley admet la possibilité de la transmission dans l'espèce chevaline par le simple dépôt du
virus sur une peau saine mais fine et dépourvue de
poils. M. Brouardel ne pense pas que la contagion
puisse se faire ainsi chez l'homme, il cite cependant

un cas où un vétérinaire fut malade après avoir reçu
à la face du pus morveux.

Les personnes exposées sont naturellement toutes
celles qui s'occupent des chevaux : garçons d'écuries,
cochers, charretiers, cavaliers, cultivateurs, soldats,
vétérinaires, équarrisseurs, bouchers, maquignons, etc.
Le farcin-morve quelle que soit la forme sous laquelle il
se présente, peut engendrer toutes les variétés et tous
les degrés d'infection. Le plus souvent la maladie est
donnée par la morve chronique, mais c'est uniquement
ment parce que les animaux atteints de morve aiguë
sont immédiatement tués, tandis qu'on laisse vivre les
autres plus longtemps.

Contagion d'homme à homme. — Elle est fort rare et
semble se faire par *inoculation directe* pendant les pansements des boutons, ou *indirecte* chez les blanchisseuses qui lavent les linges salis par un individu morveux. Quant à la contagion *par l'air*, qui se serait
produite chez des gardes-malades, elle n'est admise
que provisoirement.

**Précautions contre la contagion de l'animal à
l'homme.**—Pour pouvoir se préserver, il est avant tout
nécessaire d'être à même de reconnaître la morve chez
les chevaux, nous croyons donc devoir donner ici un
court exposé de leur maladie, en nous bornant aux
signes qu'une personne quelconque peut voir.

MORVE, FARCIN DU CHEVAL

MORVE AIGUË. — *Période d'invasion* (durée 24 à 48 heures). L'animal est triste, il porte la tête basse et reste insensible aux excitations. L'appétit est nul, le regard sans expression, le poil terne et hérissé, la faiblesse et l'amaigrissement s'accroissent rapidement. De temps en temps on observe de grands frissons.

Période d'éruption. — Les yeux sont chassieux et un liquide séreux, jaunâtre, s'écoule des narines; la respiration devient sifflante. Sur la peau on constate des tumeurs plus ou moins volumineuses, à une distance variable les unes des autres, mais toujours dures et douloureuses à la pression. Elles sont reliées à de gros ganglions par des sortes de *cordes* qui disparaissent bientôt au milieu du gonflement des parties voisines et ne tardent pas à présenter en certains points de petits abcès.

Des collections purulentes peuvent du reste se produire en différents points du corps, notamment au pourtour des articulations.

Période d'ulcération. — L'écoulement des narines devient séro-purulent. Il est mélangé de sang et répand une odeur infecte.

Les abcès s'ouvrent et un pus huileux s'en écoule : en se desséchant il forme des croûtes qui dissimulent la cavité des ulcères.

La *morve chronique*, le *farcin aigu* et *chronique* diffé-

rent trop peu de la morve aiguë pour qu'il soit nécessaire de les décrire.

Mesures à prendre. — I. Si la maladie est reconnue (1) : 1° abattre les chevaux et enfouir leur os et
leur chair à une profondeur suffisante;

2° Désinfection des écuries, après avoir consulté à
ce sujet un vétérinaire. Ne rien laver avec des éponges
et ne se servir pour le nettoyage que d'instruments à
manches mettant les mains à l'abri de toute infection.

II. Si la maladie n'est que soupçonnée (Bouley) :
« L'homme chargé du soin des chevaux doit être mis
en garde contre la possibilité d'une contagion.

« On ne doit pas confier ce soin à des hommes insou-
cieux ou inintelligents, ou de faible complexion ou
maladifs.

« Le pansage des malades ne doit consister que dans
l'époussetage de la peau. Inutile de recourir à l'étrille,
qui implique des rapports plus immédiats et plus pro-
longés avec eux.

« Le lavage des narines devra se faire à grande eau,
en dehors de l'écurie, et avec la brosse à long manche

(1) Le Code pénal (art. 459, 460, 461, 462) prévoit les peines
à appliquer aux personnes qui n'auraient pas pris les mesures
nécessaires pour éviter une contagion. Les diverses déro-
gations à la loi sont punies d'un emprisonnement dont la
durée peut varier, suivant les circonstances, de six jours à
cinq ans, d'une amende qui peut s'élever à 1,000 francs, et
à laquelle viennent s'ajouter des dommages et intérêts.

qui sert au lavage des voitures, afin que l'homme évite
de souiller ses mains avec les matières de l'écoulement. Si les palefreniers ont des blessures aux mains,
ils devront s'abstenir de rapports directs avec les animaux morveux et se contenter de leur donner leur
nourriture, en se gardant bien d'entraîner avec leurs
mains, dans le fond des mangeoires, les débris d'aliments qui peuvent les encombrer; des lavages fréquents
devront être ordonnés à ces hommes. Une prescription
essentielle, applicable non seulement dans les écuries
où se trouvent des animaux soupçonnés de morve
mais en tout temps, consiste à obliger les domestiques
qui soignent les chevaux à se garnir les mains de
gants et à garantir leurs pieds et leurs jambes par
des guêtres ou au moins des bas. Les chevaux peuvent
être contagieux, bien avant que des personnes peu
instruites et souvent négligentes aient reconnu la
maladie; les paysans qui travaillent pieds nus dans les
écuries s'exposent donc aux plus grands dangers. »

Les cochers ne devraient jamais coucher dans les écuries, le leur permettre, lorsque des chevaux sont suspects, c'est les exposer à la mort, un séjour prolongé
permettant la transmission par l'air.

Enfin, nous ne saurions trop répéter que, l'animal res-
tant contagieux après la mort, le propriétaire qui n'aver-
tirait pas l'équarrisseur serait extrêmement coupable.

Précautions contre la contagion d'homme à homme.
— Nous empruntons à notre éminent maître, M. le

professeur Brouardel, les mesures à prendre en ces circonstances :

« Les personnes qui soignent doivent être averties de la possibilité d'une contagion.

« L'air de la chambre sera fréquemment renouvelé ; les linges, les objets de pansement, seront souvent changés et brûlés, ou plongés dans un liquide qui détruise les matières organiques.

« Il est inutile que les assistants prolongent leur séjour auprès des malades au delà du temps nécessaire.

« On surveillera attentivement les mains des personnes qui donnent des soins aux malades et on les préviendra des mesures à prendre en cas d'écorchures. »

Nous croyons devoir ajouter que, comme pour les chevaux, on ne devra employer pour les pansements et le lavage des surfaces ulcérées que de la charpie tenue à l'aide de pinces. En un mot, on devra éviter tout contact direct de la peau, même intacte en apparence, avec le pus virulent.

Traitement préventif. — Quelque minime que soit la blessure, si elle a été mise en contact avec le pus d'un animal ou d'un homme morveux, elle est extrêmement grave, et il est indispensable non seulement d'agir, mais d'agir vite. *Au bout d'une heure toute intervention est inutile.*

Le premier soin sera de faire soigner la partie blessée en serrant vigoureusement au-dessus, et au besoin de faire la succion s'il n'existe pas d'écorchures aux lèvres.

« On doit ensuite débrider largement la plaie, la faire saigner, s'assurer qu'il ne reste dans son intérieur aucun corps étranger, bouts de paille, échardes de bois, puis pratiquer une cautérisation avec un caustique puissant, fer rouge, pâte de Vienne, acide nitrique (1). »

C'est le médecin qui doit appliquer ce traitement ; lui seul est capable de voir jusqu'où doit s'étendre la destruction, mais nous n'hésitons pas à répéter ici ce que nous avons déjà dit à l'occasion de la rage : si l'homme de l'art ne peut arriver en temps utile, étant donné la rapidité de l'absorption du virus, il y a lieu d'intervenir en son absence.

Quant aux cautérisations avec le nitrate d'argent (pierre infernale) ou avec l'ammoniaque, elles sont inefficaces et, par suite, plus nuisibles qu'utiles.

PARASITES DE L'INTESTIN

Il en existe cinq espèces différentes : 1° le tænia solium ; 2° le tænia inerme ; 3° le bothriocéphale ; 4° les lombrics, et 5° les oxyures.

(1) Brouardel, article cité.

Les phénomènes amenés par les quatre premiers
sont à peu près identiques, nous les étudierons donc
ensemble; puis nous dirons un mot de ceux présentés
par les oxyures.

1° *Signes présentés par les tænias, les bothriocéphales et
les lombrics.* — Quelquefois on ne constate la présence
de ces vers qu'en les trouvant en entier ou en partie
dans les matières fécales (les lombrics sont aussi dans
certains cas rendus par la bouche); mais d'ordinaire
on observe un appétit irrégulier, tantôt vorace, tantôt
nul, des vomissements, des coliques plus ou moins violentes avec alternative de diarrhée et de constipation.
Chez les enfants, il peut exister des convulsions et une
sorte d'irritation de l'intérieur du nez, qui les pousse
à y avoir continuellement les doigts.

2° *Signes présentés par les oxyures.* — Démangeaisons
au pourtour de l'anus, où l'existence de ces vers est
du reste constatée directement.

Mode de propagation. — Le seul moyen de connaître
les circonstances dans lesquelles ces vers s'introduisent
à l'intérieur de l'intestin, et les mesures à prendre pour
s'en préserver, est d'étudier successivement les mœurs
de chacun de ces singuliers animaux; c'est ce que nous
allons faire maintenant.

TÆNIA SOLIUM, VER SOLITAIRE

Nous empruntons au savant ouvrage de M. le professeur agrégé de Lanessan l'histoire de ce parasite (1) :

« Le ver solitaire vit pendant une phase de son existence chez l'homme, et pendant une autre chez le porc. L'homme le transmet au porc et le porc à l'homme.

« Un œuf du tænia ayant été ingéré par un porc, sa coque est détruite par les sucs intestinaux ; l'embryon qu'il contient, et qui est déjà tout formé, est ainsi mis en liberté. Cet embryon est arrondi ; il est muni, au niveau de sa petite extrémité, de six crochets, d'où le nom d'*hexacanthe* qui lui a été donné. A l'aide de ses crochets il perfore la tunique de l'estomac ou de l'intestin du porc et chemine soit à travers les tissus, soit dans la cavité des vaisseaux sanguins. Il s'arrête enfin dans le tissu cellulaire intermusculaire et y acquiert rapidement le volume d'un gros pois, à forme allongée et un peu reniforme. Sur un point de sa paroi, il se produit bientôt une dépression conique, au fond de laquelle naît un bourgeon qui augmente rapidement de volume.

« Quand ce bourgeon est entièrement développé, il affecte la forme d'un cône à sommet arrondi et à base munie de quatre ventouses hémisphériques. Au-dessus

(1) *Manuel d'histoire naturelle médicale*, 1882. Doin, éditeur.

des ventouses apparaissent alors deux cercles de crochets cornés. Tandis que ce développement s'effectue,
le bourgeon qui constituera plus tard la tête du tænia
adulte s'enfonce de plus en plus dans la cavité de l'embryon, tandis qu'au-dessus des ventouses se forme une
sorte de pédicule qui représente un cou et sur lequel
apparaissent des sillons transversaux lui donnant un
aspect annelé. Dans cet état l'animal porte le nom de *cysticerque*, et les porcs qui le contiennent sont dits *ladres*.

« L'animal peut rester à l'état de cysticerque pendant un temps fort long, immobile dans le tissu cellulaire du porc. C'est seulement après la mort de ce
dernier, et lorsque l'homme mange *la chair crue* ou insuffisamment cuite d'un porc ladre, qu'un changement
se produit. Parvenu dans l'intestin de l'homme, l'animal
dégaine sa tête et son cou de leur enveloppe; le cou
s'allonge rapidement et la tête se fixe à l'intestin à
l'aide de ses ventouses et de ses crochets. La longueur
totale varie de 3 à 6 mètres. Les anneaux les plus postérieurs augmentent rapidement de taille et acquièrent
chacun des organes reproducteurs mâles et femelles.
Lorsque les œufs sont mûrs, les anneaux se fécondent
réciproquement et l'embryon se forme dans l'œuf, pendant que ce dernier est encore contenu dans l'anneau.
Plus tard, les anneaux contenant des œufs suffisamment
avancés dans leur développement se détachent et sont
rejetés avec les selles du malade, soit isolément, soit
plusieurs ensemble. A cause de leur ressemblance avec
les graines de courge on les a appelés *cucurbitains*. Les

tissus des cucurbitains ne tardent pas à se putréfier et les œufs sont ainsi mis en liberté. Grâce à leur coque épaisse et très résistante, ils peuvent supporter, sans être altérés, pendant un certain temps, les accidents auxquels ils sont exposés. Qu'un de ces œufs arrive avec des eaux impures ou avec des légumes crus dans l'estomac d'un porc, il en sortira un embryon hexacanthe qui passera par toutes les phases de développement que nous avons signalées et subira les migrations dont nous venons de parler. »

« L'état ladrique du porc est très facile à reconnaître. Les cysticerques ont, en effet, le volume d'un petit pois et sont par suite très facilement visibles à l'œil nu. Il faut les chercher surtout entre les muscles du cou, entre les muscles intercostaux où ils sont toujours abondants et se voient facilement à cause de la maigreur relative des parties. » On constate, en outre, sous la langue, de petites vésicules transparentes qui sont également produites par la présence de cysticerques.

Précautions. — Elles résident uniquement dans la bonne cuisson de la viande de porc. Cette maladie sévit de préférence chez les enfants, qui dérobent souvent quelque morceau de chair pour la manger crue.

TÆNIA INERME

Beaucoup plus fréquent en France que le précédent par suite de l'usage de la viande crue du bœuf. C'est, en effet, chez cet animal que le tænia inerme vit à l'état de cysticerque. La longue description que nous avons consacrée au ver solitaire nous dispensera de nous étendre sur sa propre histoire. Disons seulement qu'il atteint lui aussi une grande longueur, que sa tête est dépourvue de crochets et que des débris formés d'un ou plusieurs cucurbitains, dont la largeur égale souvent jusqu'à 1 centimètre, peuvent s'échapper, même en dehors des selles, sans que le malade s'en aperçoive toujours.

Précautions. — A notre avis, la possibilité d'avoir un tænia inerme est un danger de trop peu d'importance pour contre-indiquer l'usage de la viande crue, qui rend aux malades affaiblis des services qu'aucun autre moyen ne pourrait leur procurer. Certains traitements guérissent aujourd'hui le tænia en quelques heures. Il est bien entendu que, en dehors de ces circonstances, la viande crue doit être absolument prohibée.

BOTHRIOCÉPHALE

Fréquent dans les départements voisins de la Suisse, exceptionnel dans le reste de la France. A Genève, il existerait chez un quart des habitants. Il est probable que le cysticerque se trouve dans le corps de certains poissons : ce serait en les mangeant ou en buvant de l'eau des rivières où ils se trouvent qu'on contracterait

10.

la maladie. La longueur peut atteindre 10 à 12 mètres et la largeur 2 et même 3 centimètres.

Précautions. — Dans les pays à bothriocéphales, il est indispensable de ne manger les poissons que très cuits et de ne boire que de l'eau bien filtrée.

LOMBRICS

Tandis que les tænias et les bothriocéphales se trouvent dans le tube digestif à l'état unique ou au nombre de deux ou trois au plus, les lombrics sont rarement isolés et il est fréquent d'en rendre plusieurs à la fois.

Comme ils habitent dans la première portion de l'intestin, il arrive assez souvent qu'ils sont vomis par la bouche et même par le nez au lieu de sortir par l'anus. La longueur moyenne est de 15 à 20 centimètres, mais peut atteindre quelquefois plus de 40. Le corps est élastique, d'une rigidité relative, arrondi dans sa plus grande étendue et fusiforme aux deux extrémités : l'antérieure offre la bouche. La couleur est blanc sale ou rosée; des stries circulaires très nombreuses sillonnent toute la surface et deux sillons latéraux se dirigent de la tête à la queue. On ignore encore comment les œufs pénètrent dans notre corps, mais il est fort probable que nous devons ce parasite aux eaux impures.

Précaution. — Elle découle de ce que nous venons de dire : ne boire que des eaux soigneusement filtrées.

OXYURE VERMICULAIRE

Ce petit ver a une forme analogue au précédent, mais dans des proportions extrêmement réduites, puisque sa longueur varie de 1/2 centimètre (mâle) à 1 centimètre (femelle).

Il habite la partie la plus inférieure de l'intestin et la marge de l'anus. Les enfants, chez lesquels il existe assez fréquemment, en rendent des quantités considérables et le comparent à de petits fils blancs; chez les filles, les démangeaisons peuvent entraîner de mauvaises habitudes. Le traitement est des plus simples : il suffit, en général, de quelques lavements d'eau salée (un peu moins qu'un verre à bordeaux de sel pour 200 gr. d'eau).

———

PARASITES DE L'INTESTIN

ET DES MUSCLES DE L'HOMME

TRICHINOSE

Définition. — Maladie produite par la présence d'un vers, la *trichine*, dans l'intestin et les muscles de l'homme. Nous allons donner d'abord une description de l'animal, puis nous ferons un rapide exposé de l'affection dont il est la cause.

Description de la trichine. — La trichine est un ver fusiforme, extrêmement petit : sa longueur n'est que de 1 millimètre à 1 millimètre 1/2. Il est donc impossible de l'étudier en détail sans l'aide du microscope.

« La trichine adulte se trouve uniquement dans le tube digestif; c'est là qu'a lieu l'accouplement; puis les jeunes, une fois éclos, traversent les parois intestinales, se rendent dans les muscles, au détriment desquels ils se nourrissent et finissent par y entrer au repos. Les trichines s'enroulent alors sur elles-mêmes, s'entourent d'une sorte de coque et restent immobiles jusqu'à ce que, ayant été avalées par un autre animal, cette coque se détruise. Alors, dans ce nouvel hôte, le développement s'achève, l'accouplement a lieu et la femelle met au monde son innombrable progéniture, qui se comporte comme nous venons de le dire. » (Lanessan.)

La trichine a été rencontrée assez fréquemment dans la chair des porcs allemands et américains, où elle se présente enfermée dans des coques sous la forme décrite ci-dessus. Notre race porcine est, au contraire, fort rarement atteinte de ce parasite; on ignore encore la cause de cette immunité singulière.

Description de la trichinose. — La maladie a trois phases successives et peut durer 2 à 3 mois.

Dans une première période, qui correspond à la présence de la trichine dans l'intestin, il se produit des coliques et une diarrhée cholériforme.

La seconde période (après l'introduction du parasite dans la chair) est marquée par une augmentation de la température du corps, de la stupeur et des douleurs dans les muscles.

Dans la dernière période, le malade est extrêmement faible et débile, et il est immobilisé sur le dos par une enflure colossale des membres inférieurs, de l'abdomen et quelquefois des membres supérieurs. Son visage est amaigri, les yeux sont ternes et la voix complètement brisée. La mort est amenée par l'asphyxie.

Précautions. — Il convient de dire immédiatement que cette maladie, assez fréquente en Allemagne, où, bien que le porc y soit souvent trichiné, on a coutume de manger sa chair *crue et fraîche*, est tout à fait exceptionnelle en France. Nos habitudes culinaires sont, en effet, différentes : on ne mange dans notre pays l'animal cher à Monselet que très fortement cuit. Or, il suffit *que la viande soit portée à une température de 60° aussi bien au centre qu'à la surface* pour éviter tout danger. La teinte même de la chair donnera à ce sujet de bons renseignements : si la cuisson est suffisante, elle sera blanche ou grisâtre et non rosée comme dans le cas contraire.

Dans ces derniers temps, on s'était fort ému de la possibilité de la contagion par les porcs américains, et la Chambre a cru devoir s'opposer à leur introduction en France. Tout vient démontrer l'erreur commise. Depuis vingt ans que les viandes trichinées entrent en France, on n'a observé aucun accident. Et cela pour une excellente raison : les trichines sont mortes et des animaux nourris de cette viande crue ont continué à être en parfait état de santé. MM. les professeurs Brouardel et Grancher, envoyés récemment en mission en Allemagne pour y étudier une épidémie de trichinose, déclarent dans leur rapport : 1° que les formes de l'affection étaient d'autant plus atténuées que la date où les individus avaient mangé la viande crue du porc allemand infecté était plus éloignée du jour où l'animal avait été tué; 2° qu'aucune des personnes ayant mangé cette chair, également crue mais datant de plus de 8 jours, n'a été malade.

Le voyage seul d'Amérique en France demande plus de 10 jours; nos lecteurs voient donc qu'ils pourront se nourrir sans aucun risque de la viande du porc américain le jour où l'interdiction aura cessé. C'est l'avis de l'Académie de médecine qui, à l'unanimité, a reconnu la non-contagiosité de ces aliments. Ajoutons que M. le professeur Colin, d'Alfort, a démontré que la salaison détruit également les trichines.

MALADIES PARASITAIRES

DU FOIE, DES POUMONS ET DU PÉRITOINE

KYSTES HYDATIQUES

Définition. — Ce sont des sortes de vessies pleines d'un liquide transparent qu'on rencontre dans le poumon et le péritoine, mais de préférence dans le foie. Elles sont produites par l'évolution des œufs d'un tænia spécial (l'*echinococcus*) qui vit à l'état adulte chez le chien, et dont la longueur complète ne dépasse pas 4 à 8 centimètres; la grosseur est celle d'une petite épingle.

Signes. — Pendant longtemps, il font défaut; cependant, dans certains cas, on observe, presque dès le début, une douleur dans l'épaule droite, une éruption ortiée et le dégoût des matières grasses. Plus tard, la tumeur devient apparente et s'accompagne de sensations de tiraillement, de pesanteur et quelquefois de saignements de nez.

Mode d'introduction et précautions. — Il est à peu près certain que les œufs sont introduits dans l'intérieur de l'intestin soit attachés à la partie extérieure des légumes qui ont été en contact avec les matières fécales de chiens, soit par l'eau. Les Islandais, qui vivent pêle-mêle avec leurs chiens, sont fort souvent atteints de cette maladie. Dans notre pays, on a remarqué l'existence fréquente des échinococcus dans l'intestin des chiens qui vivent au voisinage des abattoirs de moutons.

Les précautions à prendre se résument dans une bonne cuisson des légumes et l'interdiction de boire des eaux mal filtrées.

MALADIES MIASMATIQUES

FIÈVRES INTERMITTENTES

MALARIA, INTOXICATION PALUSTRE, ACCIDENTS PÉRIODIQUES

Description. — I. FORME ORDINAIRE. — 1° *Stade de froid* (1 à 2 heures). Frisson accompagné d'un tremblement qui débute par le claquement des dents, puis s'étend au reste du corps. La peau présente l'aspect de la chair de poule, la voix est cassée, le visage, les mains et les pieds sont glacés et bleuâtres, la poitrine est oppressée.

2° *Stade de chaleur* (1 à 2 heures). — Au froid succède une chaleur de plus en plus intense, la peau est brûlante, et les couvertures, insuffisantes tout à

l'heure, deviennent au contraire impossibles à supporter; la face est rouge, la respiration fréquente, la soif
insatiable. Quelquefois, on observe du délire.

3º *Stade de sueurs* (2 à 3 heures). — Celles-ci sont
très abondantes et, en s'évaporant, rendent rapidement sa fraîcheur à la peau. Souvent elles sont suivies d'un sommeil réparateur.

Ces accès reviennent de préférence le matin, à des
intervalles de 24 heures (fièvre quotidienne), de
48 heures (tierce), de 72 heures (quarte). Quelquefois,
il existe deux accès dans la même journée, mais le
fait est rare, et la santé est, en général, satisfaisante
entre deux crises.

Aux accès peut succéder une anémie profonde.

II. NÉVRALGIES. — Douleur se produisant à peu près
à la même heure chaque jour et occupant un point
quelconque du corps, mais de préférence une surface
plus ou moins étendue de la tête (ord. le front, au-
dessus des yeux), avec larmoiement, rougeur des con-
jonctives. On l'observe aussi à l'estomac, au cœur, au
sein, etc.

III. CONGESTIONS. — Inflammation des amygdales,
rhume de cerveau, diarrhée intermittentes.

IV. NÉVROSES. — Toux, accès d'asthme, migraine
offrant le même caractère périodique.

Mode de propagation. — Le miasme, quelle que
soit sa nature, qui produit les différents accidents intermittents, n'est point contagieux d'homme à homme.

11

Dans nos grandes villes, comme Paris, on le voit naître à l'occasion des grands mouvements de terre
nécessités par la construction des maisons, les ouvertures du sol des rues faites en vue des canalisations,
l'établissement de fortifications. Au bord de la mer, il
se produit sous l'influence du mélange des eaux douces
et salées; mais sa cause la plus fréquente est l'existence de terrains marécageux à ciel ouvert ou séparés
de l'atmosphère par une couche de terre desséchée et
de faible épaisseur que les travaux de défrichement
mettent à jour. La Sologne, la Bresse, les Charentes
doivent à leurs marais leur réputation de pays à fièvres.
Disons tout de suite que des travaux d'assainissement
ont diminué dans une grande proportion les dangers
qu'ils offraient.

Un voyage récent dans une petite localité du Nord,
Bergues, près de Dunkerque, nous a fait découvrir un
mode de propagation qu'il serait encore plus facile de
faire disparaître. Cette ville offre une ceinture de fossés qui devraient être remplis d'eau, mais qui n'offrent, en été surtout, qu'un marécage étendu. Notre
ami et confrère le Dr Wenis nous a signalé la fréquence des accès intermittents, notamment au moment du chômage des wateringues (1) et du curage des
fossés. Il a eu même l'occasion d'observer quelques
formes pernicieuses. Ne serait-il pas logique de sup-

(1) Canaux destinés à l'irrigation des champs dans le dé-
partement du Nord.

primer, en temps de paix, l'eau des fossés de toutes
nos villes fortes? C'est payer cher le luxe d'un pont-
levis que d'être exposé aux diverses variétés de l'in-
toxication palustre.

Dans les contrées où la fièvre persiste toute l'année,
il se produit une augmentation des cas au printemps
et en automne, surtout au commencement des pluies,
alors que le sol est alternativement détrempé par
l'eau et desséché par le soleil. (Proust.)

C'est surtout à la tombée de la nuit et au lever du
jour, au moment où la rosée condense les miasmes,
qu'il est imprudent de sortir. L'usage de l'eau maré-
cageuse suffit pour donner la maladie.

Dans les régions à fièvres, les habitants ont rarement
des accidents aigus, mais ils sont anémiés.

Une première atteinte, loin de conférer l'immunité,
prédispose au contraire à de nouveaux accès, qui se
produisent à des intervalles de temps variables, soit
spontanément, soit après un refroidissement, une fatigue, une blessure ou une affection aiguë.

On a remarqué que la grossesse prédispose les
femmes à la malaria et que les enfants sont fort souvent atteints d'accès pernicieux.

Précautions. — Nous venons d'indiquer celles relatives aux fossés des fortifications et à l'heure des sorties dans les pays à fièvres; nous ajouterons que, pour
supprimer un marais, il faut, soit le dessécher complètement, soit le recouvrir d'une couche d'eau suffi-

sante. Dans le Midi et en Algérie, l'eucalyptus, grâce à son développement rapide et à l'évaporation intense qui se fait au niveau de ses feuilles, est un excellent moyen de drainage. Nous en dirons autant du tournesol, qui croît facilement dans le nord de la France.

On supprimera la propagation par l'eau en la filtrant et en la faisant bouillir. On évitera les refroidissements, les diarrhées, les indigestions; en un mot, toutes les causes qui, en débilitant l'individu, le préparent à l'invasion de la maladie.

Les femmes enceintes seront soigneusement éloignées des centres d'infection, et notamment des parties de l'Italie où les fièvres intermittentes sont'endémiques, comme la campagne romaine.

Les jeunes mariés feront sagement ne pas prolonger leur séjour, sous prétexte de voyage de noces, dans les localités contaminées.

Traitement préventif. — Le café noir, peut-être seulement à cause de son action tonique, a donné de bons résultats. Les soldats anglais en garnison dans les pays tropicaux emploient le sulfate de quinine à la dose de 25 centigrammes par jour dans un petit verre d'eau-de-vie. Dans un article dû à la plume de M. le professeur Bouley (1), nous voyons relatées les expériences entreprises en Italie par M. Crudeli sur les ouvriers agricoles travaillant dans les régions à ma-

_____

(1) *Revue scientifique*, 1883 (2ᵉ semestre, p. 37).

laria. Elles furent suivies d'un plein succès. Le traitement consiste dans l'emploi de tablettes de gélatine titrées contenant 2 milligrammes d'arsenic chaque. Les quatre premiers jours, on en donne une; puis, pendant des périodes successives également de quatre jours, deux, trois et quatre, de façon à administrer 8 milligrammes d'arsenic au maximum. Les travailleurs se sont si bien trouvés de cette médication qu'ils l'ont d'eux-mêmes réclamée l'année suivante.

Nous pensons qu'il serait utile, pour toutes les personnes contraintes de voyager et surtout de s'arrêter dans un pays à fièvres, de mettre en pratique ce procédé. Des officiers, qui avaient essayé du traitement préventif par le sulfate de quinine pendant leur service en Algérie, s'en sont également montrés satisfaits.

Au moment où de grands travaux de terrassement sont effectués dans leur voisinage, les personnes prédisposées par une atteinte antérieure feront bien d'y recourir.

MALADIES ÉPIDÉMIQUES

PAR NUTRITION INSUFFISANTE

SCORBUT

Description. — 1re *période*. Affaiblissement progressif accompagné de douleurs dans les articulations, de sécheresse de la peau et de pâleur du visage.

2ᵉ *période*. — Les gencives, gonflées et ramollies, s'ulcèrent et saignent, l'haleine est fétide, les dents tendent à se déchausser, l'intérieur de la bouche se couvre de taches bleuâtres et de bulles remplies de sang plus ou moins mélangé de sérosité. Les mouvements de la mâchoire deviennent difficiles. Des plaques rougeâtres puis noires ou jaune verdâtre apparaissent sur différents points du corps, notamment aux membres inférieurs. L'extravasation sanguine peut même être plus considérable et former de véritables bosses qui, dans certains cas, s'ulcèrent. Des hémorragies plus ou moins abondantes se font sous la peau. D'abord on observe de la constipation, puis une diarrhée sanguinolente, la peau se refroidit, et le malade succombe dans une prostration complète.

Causes. — Le scorbut se produit toujours dans les mêmes circonstances : individus enfermés dans une ville, dans un navire ou une prison et privés de végétaux frais. On a incriminé aussi l'usage trop longtemps prolongé des viandes salées et l'air froid et humide.

Traitement préventif. — Fruits et légumes frais, citronnade, jus d'orange, de citron, de cresson, vin bouilli, lime juice, exercice en plein air.

VENINS

VIPÈRES

Description. — I. ZOOLOGIQUE. — *Vipère commune.* On la rencontre aux alentours de Paris (forêts de Fontainebleau, de Sénart, de Montmorency). Elle diffère des couleuvres, 1° par l'absence des larges plaques qui recouvrent la tête de celles-ci, et qui sont remplacées ici par des petites écailles semblables à celles du reste du corps; 2° la forme de la tête qui est triangulaire; 3° la queue très courte; 4° la couleur qui est rouge brun foncé ou plus souvent gris roussâtre avec des taches variables. La longueur totale est également plus petite; elle ne dépasse pas 70 centimètres. La marche est, en outre, beaucoup plus ondoyante. Le venin est contenu dans les deux crochets de la mâchoire supérieure.

La *vipère ammodyte* « existe en France dans le Dauphiné et se rencontre dans presque toute l'Europe. Elle vit dans les lieux montagneux, secs et exposés au soleil. Elle se distingue de la précédente par sa tête plus nettement triangulaire, son museau plus pointu et prolongé en avant en une sorte de pointe molle, conique, couverte de petites écailles. » (Lancessan.)

II. LÉSIONS. — *Signes locaux.* La plaie présente l'empreinte des deux dents venimeuses; elle saigne peu, mais offre une douleur vive et cuisante et un gonflement assez notable qui bientôt gagne le membre tout entier. Les points piqués deviennent rouges, puis bleuâtres et une sérosité roussâtre s'en écoule.

Peu à peu la douleur diminue, puis la région se refroidit, s'engour it, et des plaques violacées, noirâtres ou même g. rreneuses se produisent.

Signes généraux. — Une heure ou deux après la morsure le blessé se sent extrêmement faible, il éprouve une oppression et un sentiment d'angoisse qu'explique la difficulté de la respiration. Il a des nausées, des vomissements, des évacuations intestinales et des douleurs au niveau de l'estomac et du ventre. La peau jaunit et se recouvre d'une sueur froide et visqueuse. Quelquefois on observe des pertes de connaissance et des troubles de la vue. Des hémorragies multiples peuvent mettre fin à l'existence.

Le tableau que nous venons de tracer est celui des formes graves. Elles sont rares et le plus souvent la maladie se borne à un gonflement plus ou moins étendu qui dure seulement quelques jours. La mort est exceptionnelle et ne se produit guère que chez des enfants, des individus nerveux et pusillanimes ou épuisés par quelque maladie antérieure.

Circonstances occasionnelles et précautions. — Grâce à sa couleur, qui diffère peu des terrains sur lesquels elle passe sa vie, la vipère peut se dissimuler aux regards inattentifs, et c'est souvent en voulant arracher quelque plante qu'on la dérange dans son sommeil et s'expose à sa morsure. C'est là à la fois un des modes les plus fréquents de ces sortes de blessures et de leurs formes graves. Lorsqu'on marche par mégarde sur ce serpent et qu'il vient à mordre le pied, celui-ci est en partie protégé par la chaussure et le bas, que le crochet ne peut traverser.

Les touristes qui explorent les forêts feront sagement de garnir leurs jambes avec de fortes bottes ou des guêtres de cuir. Les dames doivent abandonner les chaussures de toile qui les garantissent d'une façon très insuffisante. Il est utile de surveiller avec soin les enfants pendant qu'ils se livrent à la cueillette des fleurs ou des champignons, car c'est eux qui fournissent les cas les plus graves.

Traitement. — Le venin n'agit que sur une surface privée de son épiderme; il peut être avalé sans aucun inconvénient. Le premier soin, après avoir comprimé le bras au-dessus de la plaie, sera donc de la sucer afin d'enlever la plus grande partie du liquide nocif. (On ne devra pas cependant se livrer soi-même à cette pratique s'il existe quelque ulcération aux lèvres.) Puis on fera pénétrer dans la blessure une à deux gouttes d'ammoniaque liquide qu'on aura soin d'emporter toujours avec soi dans les promenades. Si les signes prenaient une certaine intensité, il serait prudent de recourir à une cautérisation au fer rouge.

11.

ABEILLES, GUÊPES, FRELONS

Nous ne décrirons pas ces insectes, trop connus pour que cela soit nécessaire. Nous rappellerons seulement que l'appareil à venin se trouve à la partie postérieure de l'abdomen et qu'il se compose de deux glandes réunies en un tube qui se prolonge en arrière sous forme d'une pièce solide, pointue, l'*aiguillon*. Les barbes de celui-ci sont dirigées de la pointe vers la base, comme celles d'une plume, et il est par suite fréquent de voir les abeilles abandonner leur arme dans la blessure et en mourir.

Signes. — Ils se bornent, d'ordinaire, à un peu de rougeur et de gonflement accompagnés d'une douleur cuisante. Mais quelquefois les accidents peuvent prendre une certaine gravité par suite de la multiplicité des piqûres. On peut observer alors des abcès, une enflure étendue, de la gangrène et des phénomènes généraux très intenses, suivis même de la mort des individus. Les cas cités se rapportent à des enfants qui, ayant détruit l'habitation de ces insectes, ont été assaillis par un très grand nombre d'entre eux.

Traitement. — Des lotions d'eau froide ou quelques gouttes d'ammoniaque liquide suffisent à faire disparaître la douleur. Lorsque l'aiguillon est resté dans la plaie, il arrive souvent que la poche à venin a été éga-

lement arrachée et peut, par suite, laisser échapper
son contenu dans la piqûre; il est nécessaire alors de
couper tout ce qui dépasse la peau avant de retirer
doucement la pointe avec une pince. Lorsque les blessures sont très nombreuses, il faudra en outre faire
prendre au malade quelques toniques.

ARACHNIDES

SCORPION, TARENTULE

I. SCORPION. — Cet arachnide a quelque ressemblance
avec une écrevisse. Il présente un corps allongé formé
d'une partie antérieure à laquelle sont attachées huit
pattes et une partie postérieure qui se prolonge sous
la forme d'une queue, terminée elle-même par un aiguillon contenant le venin.

Le scorpion africain atteint jusqu'à 18 centimètres,
le tunisien ne dépasse pas 8 à 10 centimètres; les deux
espèces qu'on rencontre en France, principalement
dans le Languedoc, n'ont que de 4 à 8 centimètres de
long.

Signes. — « La piqûre forme une tache rouge qui
s'agrandit peu à peu et devient noire au centre.
Puis viennent de la douleur, de l'inflammation, de
l'enflure et quelquefois des phlyctènes. Des phénomènes
généraux accompagnent aussi ces manifestations lo-

cales de la blessure, et peuvent revêtir dans certains cas, un aspect terrifiant. (Follin).

II. Tarentule. — Elle appartient à la famille des araignées communes. On la trouve de préférence en Italie (Pouille). Son appareil venimeux est annexé à ses mâchoires.

Le point piqué présente les signes énumérés dans le paragraphe précédent. Quelquefois il s'y ajoute de l'abattement ou de l'exaltation, des douleurs articulaires, des vertiges, des tremblements et des nausées. Mais les descriptions terrifiantes ou drôlatiques que nous ont léguées les anciens doivent être mises de côté. La danse forcée qu'amenait la piqûre de la tarentule paraît avoir été simplement un mode de traitement destiné à combattre l'abattement.

Traitement.—Le même que pour les blessures occasionnées par les abeilles.

LEPTE D'AUTOMNE, PUCERON ROUGE ROUGET, VENDANGEUR

Petit insecte à six pattes, de couleur rouge ou jaunâtre, très commun dans le centre et dans l'ouest de la France. On le trouve sur les buissons, sur les plantes herbacées peu élevées. C'est souvent en cueillant des groseilles à maquereau qu'on lui donne l'occasion de pénétrer dans la peau. Son existence y est du reste très courte, et n'est marquée que par des phénomènes légers : sensation de brûlure, de démangeaison, apparition de plaques d'urticaire, c'est-à-dire d'une éruption analogue à celle que donne le contact des orties. On aperçoit aussi de petites élevures au milieu desquelles l'animal apparaît sous forme d'un petit point rouge, et il est possible de l'enlever avec une aiguille.

Précautions. — Les personnes exposées par leurs travaux à des accidents de ce genre s'en préserveront facilement en lavant leurs mains dans la solution suivante : acide phénique, 2 grammes, et eau, 100 grammes. L'ammoniaque est le meilleur remède contre les démangeaisons que produit le rouget.

MOUCHES

(MOUCHES ORDINAIRES, COUSINS COMMUNS MOUSTIQUES, TAON)

Description. — Cousin commun (Megnin). Mouche d'une longueur de 5 à 6 millimètres. Les palpes et les antennes sont brunâtres, la partie supérieure du corps est brun jaunâtre à deux lignes brunes, la partie inférieure gris pâle annelé de brun. Les pieds sont brunâtres. L'animal est pourvu d'un aiguillon et d'une trompe qui lui permet de piquer et de sucer. Très commun surtout au voisinage des eaux stagnantes, où vivent sa nymphe et sa larve.

« Le cousin verse dans la petite plaie une goutte d'un liquide légèrement narcotique, peut-être sa salive, qui rend la plaie insensible, mais détermine ensuite des chatouillements désagréables et le gonflement de la partie piquée. Ce gonflement est habituellement tout à fait local et ne constitue qu'un simple petit bouton ; mais, chez quelques personnes, il peut être beaucoup plus considérable et se propager même à tout un membre. Dans ce cas, il est accompagné de douleurs sourdes, profondes, ou d'élancements, très pénibles dans la partie gonflée. » (De Lanessan.)

Moustiques. — Mouches très petites (1 millimètre et demi), colorées en gris et communes en mai, en juillet et en août dans les bois et auprès des ruisseaux.

Taons. -- Mouche brunâtre pouvant atteindre 2 centimètres et demi. Les piqûres sont très douloureuses sur le moment et provoquent la sortie de quelques gouttes de sang, mais ne laissent pas de trace.

Précautions. — Pour faire fuir les mouches, il suffit de frotter les parties exposées avec une substance ayant une odeur désagréable pour elles, par exemple avec le suc de feuilles de noyer obtenu en froissant celles-ci sur le corps. L'eau de tilleul a été également cité comme éloignant ces animaux.

CHENILLES PROCESSIONNAIRES

Description. — Ces chenilles vivent en société et, lorsqu'elles se déplacent, se suivent les unes les autres, d'où leur surnom. Elles habitent sur les chênes et les arbres fruitiers et y construisent leurs cocons. Lorsqu'on touche à ces insectes ou à leurs nids, leurs poils, qui contiennent de l'acide formique, pénètrent dans la peau et y occasionnent un urticaire.

« C'est une éruption caractérisée par des élevures arrondies, d'étendue variable, les plus petites ayant l'apparence de taches ou de stries rougeâtres, les plus volumineuses, plus pâles que la peau saine faisant saillie sur une surface rouge ; elles apparaissent brusquement, disparaissent en quelques heures et sont toujours accompagnées d'un sentiment de cuisson et de prurit semblable à celui qui résulte de la piqûre d'ortie. » (Vidal.)

ASPHYXIES

Noyés. — 1° Se souvenir, avant tout, que la première condition du succès est d'agir vite ; 2° ne pas se décourager : des noyés sont revenus à la vie après plusieurs heures d'insensibilité et le temps passé sous l'eau avait quelquefois dépassé une demi-heure et même davantage.

Traitement. — Enlever rapidement les vêtements en les coupant, si c'est nécessaire, et faire respirer des sels ou du vinaigre.

Le malade étant couché sur le dos et un peu tourné sur le côté droit, on enlève avec le doigt introduit dans la bouche toutes les choses qui peuvent s'y trouver (mucosités, sable, etc.), et, en le penchant un peu, on essaye de lui faire rejeter une partie du liquide introduit dans son larynx et sa trachée.

Puis, pendant que les autres personnes cherchent à réchauffer le corps avec des frictions à l'aide de morceaux de laine, de fers ou de briques chauds, on procède à l'insufflation de l'air dans les poumons. Pour cela, après avoir appliqué sa propre bouche (à moins qu'on ait sous sa main un insufflateur) sur celle du noyé, on lance peu à peu et par secousses dans ses bronches une bouffée d'air, puis on attend une seconde et on recommence ensuite. De temps en temps, on presse alternativement la poitrine de façon à simuler les mouvements respiratoires.

ASPHYXIE DES NOUVEAU-NÉS. — Même traitement.

ASPHYXIE PAR STRANGULATION. — Couper le nœud et employer le même traitement.

ASPHYXIE PAR ACIDE CARBONIQUE ET OXYDE DE CARBONE (charbon). — Le malade étant placé à l'air pur, la tête et la poitrine élevées, on le frictionne avec de la flanelle, on lui fait respirer des sels, et, si on n'obtient pas de résultats, on agit comme pour les noyés.

ASPHYXIE PAR LES GAZ DES FOSSES D'AISANCES. — Air pur. Asperger la figure avec de l'eau vinaigrée froide. Sinapismes sur les membres.

EMPOISONNEMENTS

Les conseils que nous donnons ici étant simplement destinés à permettre d'agir, en attendant l'arrivée du médecin, nous nous bornerons à faire connaître des traitements pour lesquels on peut utiliser des substances qu'on rencontre partout.

Conseils généraux. — Quel que soit le mode d'empoisonnement, il existe trois indications :

1° Faire évacuer le poison (à moins qu'il ne puisse être immédiatement neutralisé par l'ingestion d'une autre substance) (1);

2° Administrer un contrepoison;

3° Donner aux malades les soins complémentaires que nécessite leur état.

La seconde de ces indications répond à des prescriptions particulières qu'on trouvera énumérées plus loin à l'article spécialement consacré à chaque empoisonnement; quant à la première et à troisième, nous allons enseigner immédiatement comment on y pourvoira.

Évacuation du poison. — Si la substance vient d'être avalée, elle est encore dans l'estomac; si au contraire un certain temps s'est déjà écoulé, elle peut être passée dans l'intérieur de l'intestin. Dans le premier cas, il suffit de faire vomir soit en enfonçant le doigt dans la bouche jusqu'au larynx et en allant titiller la luette, soit en faisant avaler de l'eau tiède. Cinquante grammes de sel ordinaire (la valeur d'un verre à bordeaux) pour

(1) Nous avons indiqué dans chaque article le traitement complet; on verra donc quand il y aura lieu d'user de vomitifs ou de purgatifs.

1 litre d'eau tiède, amènent des évacuations à la fois par en haut et par en bas. Si on veut amener seulement un effet purgatif, il est préférable de se servir d'eau froide, le sel pénétrant alors en totalité dans l'intestin agira davantage sur celui-ci.

Soins. — Si le malade s'est évanoui, on lui fera respirer des sels ou du vinaigre. Lorsque ces moyens ne réussissent pas à le ranimer, on devra tremper un marteau dans de l'eau bouillante et l'appliquer rapidement sur la peau de la poitrine. — L'empoisonné se refroidit-il? On activera la circulation en réchauffant le corps par l'enveloppement dans des couvertures chaudes. Des frictions sèches, des sinapismes et des boules d'eau seront également utiles.

Enfin dans tous les cas on s'efforcera de placer le malade dans l'air le plus pur possible en ouvrant les fenêtres et en éloignant les personnes dont la présence n'est pas nécessaire.

EMPOISONNEMENTS PAR LES ALIMENTS. — 1. *Champignons.* Vomitifs et purgatifs (1), puis infusion de café et plus tard encore eau de riz gommée, lait.

2. *Moules.* — Vomitifs et purgatifs (1).

Les moules pouvant contenir du cuivre, il est bon de boire ensuite de l'*eau albumineuse* (6 blancs d'œufs battus dans 1 litre d'eau).

3. *Viandes malsaines.* — Vomitifs et purgatifs (1). Lait comme adoucissant après les évacuations.

(1) Voir page 197.

EMPOISONNEMENTS PAR LES FLEURS. — Grand air, frictions sur les tempes avec eau vinaigrée.

EMPOISONNEMENTS PAR SUBSTANCES COUPANTES (verre pilé, émail, etc.). — Gorger le malade de panade ou d'aliments mous pouvant envelopper la substance et empêcher les excoriations du tube digestif. Provoquer ensuite des vomissements (1).

EMPOISONNEMENTS PAR LES ALLUMETTES, LE PHOSPHORE. — Eau albumineuse. Potion contenant une cuillerée à café d'essence de térébenthine pour 150 grammes d'eau. Magnésie délayée dans une grande quantité d'eau. Exercice violent. Ne donner ni corps gras qui dissoudrait le phosphore, ni lait. Comme aliment n'offrir au malade que du bouillon bien dégraissé.

EMPOISONNEMENTS PAR LES SELS DE CUIVRE.—Vomitifs et purgatifs (1). Eau albumineuse (2). Sucre en quantité.

EMPOISONNEMENT PAR LES MÉDICAMENTS. — 1. *Tartre stibié ou émétique.* Faciliter les vomissements par l'ingestion d'une grande quantité d'eau albumineuse (2), puis décoction de quinquina.

2. *Nitrate d'argent.* — Provoquer les vomissements (1) et faire boire une grande quantité d'eau salée (sel, 10 grammes pour 1 litre). Plus tard, lait.

3. *Arsenic et préparations arsenicales.* — Provoquer les vomissements (1). Magnésie délayée dans beaucoup d'eau.

4. *Atropine, belladone, tabac, nicotine, ciguë, colchique,*

(1) Voir page 197.
(2) Voir page 198.

digitale, laurier-rose, rue. — Faire vomir et purger (1).
Puis thé ou café pour calmer les accidents.

5. *Cantharides.* — Faire vomir (1), puis administrer
des boissons mucilagineuses (semences de lin, de
coing ou racines de guimauve, 30 grammes pour
150 grammes d'eau). Eau camphrée (eau, 1 litre,
camphre, 2 grammes, c'est-à-dire une masse ayant
approximativement 2 centimètres de côté.)

6. *Foie de soufre, eau pour bains de Barèges.* — Faire
boire une grande quantité d'eau albumineuse (2), puis
eau de guimauve.

7. *Nitrate de potasse, de soude, d'ammoniaque.* —
Faire vomir (1).

8. *Laudanum et préparations opiacées.* — Faire vomir (1). Café, grand air.

9. *Noix vomique, teinture de Baumé et préparations de
strychnine.* — Doigts allant titiller la luette, mais pas
d'eau chaude qui dissoudrait le poison. Respiration
artificielle.

10. *Sublimé ou bichlorure de mercure.* — Provoquer les
vomissements en titillant la luette, mais pas d'eau
salée. Eau albumineuse (2).

EMPOISONNEMENTS PAR LES ACIDES ET LES SELS ACIDES.
— **Acides.** *Acide sulfurique (vitriol), azotique (eau-forte),
chlorhydrique (esprit de sel ou acide muriatique), phospho-
rique, oxalique, citrique, acétique, vinaigre, acide phénique,
bleu de composition.*

(1) Voir page 197.
(2) Voir page 198.

Sels acides. — *Alun, sulfate d'alumine, bisulfate de potasse et de soude, sel d'oseille.*

Faire prendre en abondance au malade de l'eau tiède dans laquelle on aura fait dissoudre 15 grammes de savon blanc (masse correspondant à 3 centimètres et demi de côté) dans 2 litres d'eau tiède; une grande cuillerée à café de bicarbonate de soude pour 1 litre d'eau ou eaux de Vichy, de Vals. Plus tard on fera prendre du lait, des tisanes avec de la guimauve (50 grammes pour 1 litre). Ne pas donner d'eau de chaux.

EMPOISONNEMENTS PAR LES ALCALIS. — *Potasse, soude, ammoniaque, chaux; carbonate de potasse, eau seconde des peintres, carbonate de soude, d'ammoniaque; eau de Javel.*

Gorger le malade d'eau vinaigrée (100 grammes, c'est-à-dire le dixième d'un litre de vinaigre pour 1 litre d'eau). Eau albumineuse tiède (2). Lait ensuite.

EMPOISONNEMENT PAR LE *chlore* (chlorure de chaux). — Eau albumineuse tiède (2). — Lait en abondance.

Les *chromates.* — Magnésie délayée dans de l'eau.

L'*acide prussique, laurier-cerise, amandes amères.* — Affusion d'eau sur la colonne vertébrale, surtout au niveau du cou. Faire respirer de l'ammoniaque et de l'eau contenant cet alcali. Infusion de café.

Le *sulfure d'arsenic, orpiment, réalgar.* — Faire vomir (1). Eau de guimauve en abondance.

(1) Voir page 197.
(2) Voir page 198.

TABLE DES MATIÈRES

MALADIES CONTAGIEUSES DES ANIMAUX A L'HOMME

I. MALADIES GÉNÉRALES

II. MALADIES DES APPAREILS

MALADIES ÉPIDÉMIQUES NON CONTAGIEUSES

Paris. — Imp. Vve P. Larousse et Cie, rue Montparnasse, 19.

LES MICROBES
DES MALADIES INFECTIEUSES

Le microbe en virgule de Koch, celui dont on a le plus parlé, est-il une cause ou un effet? c'est ce que l'on ne peut dire.

La prophylaxie et le traitement se ressentent de ces incertitudes; une seule chose est restée certaine au milieu de tous les arguments contradictoires : l'action des eaux potables. Peu importe la voie que suit la contagion pour pénétrer dans l'économie, peu importe même son origine; il est certain qu'il entre souvent par les voies digestives et que l'eau est son véhicule; les discussions récentes de l'Académie de médecine ne sauraient laisser aucun doute à cet égard. Le choléra, la fièvre typhoïde, les maladies épidémiques et contagieuses sont transmises par les eaux impures avec une effrayante rapidité. Ces eaux sont-elles contaminées directement? Tiennent-elles, pour ainsi dire, en dilution l'agent morbifique? Celui-ci n'est-il, au contraire, que le résultat d'une pollution lente et continue par des matières organiques en décomposition? Le problème a moins d'importance pratique que l'on ne serait tenté de le croire.

L'indication prophylactique tirée du mode d'infection dont nous venons de parler se résume en deux mots : rendre les eaux potables inoffensives. L'ébullition est un procédé radical, mais qui a ses inconvénients très graves et bien connus.

L'eau bouillie n'est plus de l'eau potable; c'est une boisson de pis-aller que la crainte pourra seule faire accepter pendant quelque temps.

Les eaux minérales naturelles, au contraire, sont absolument indiquées en temps d'épidémie.

Nous sommes en présence de maladies dont les premiers coups portent sur le tube digestif; qui ne peuvent entrer dans l'organisme tant qu'elles n'ont pas fait brèche de ce côté; il semble donc tout naturel de s'intéresser à son fonctionnement régulier. Supposons que nous possédions une eau dont l'influence se fasse sentir sur toutes les muqueuses; qui excite la tonicité de celle de l'estomac, augmente l'appétit, facilite la digestion, soulage ou guérisse le catarrhe gastro-intestinal; cette eau occupera justement un des premiers rangs dans la prophylaxie du choléra.

Les qualités que nous venons d'énumérer ont été reconnues à l'eau de Pougues par un homme d'une incontestable compétence en hydrologie médicale, M. le Dr Rotureau.

Son expérience est conforme à celle de beaucoup des meilleurs cliniciens de l'époque antérieure et de la nôtre, Grisolle, Trousseau, Gubler, Gaillard, Sée, pour ne citer qu'eux. Nous croyons donc faire œuvre utile en recommandant l'eau en question comme eau de table à tous ceux qui veulent se protéger d'une manière efficace contre les maladies épidémiques et infectieuses.

Dr SIMON.

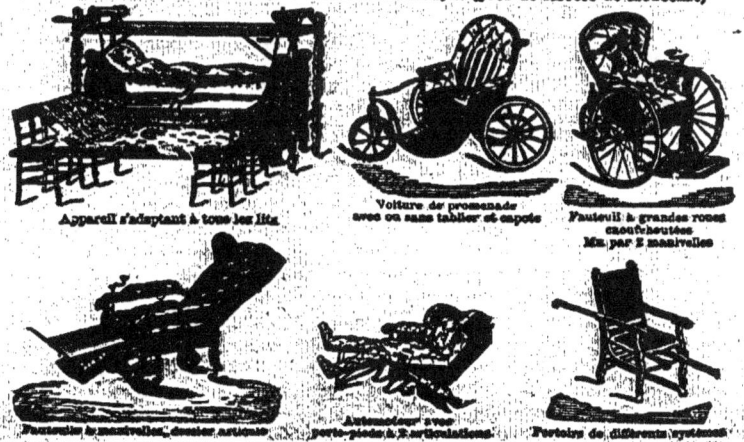

LA
NOUVELLE REVUE

Politique, Économique, Scientifique et Littéraire

PARAISSANT LE 1er ET LE 15 DE CHAQUE MOIS

Par livraisons de 225 à 260 pages

AVEC LA COLLABORATION

DES PREMIERS ÉCRIVAINS FRANÇAIS ET ÉTRANGERS

PRIX D'ABONNEMENTS :

	1 AN	6 MOIS	3 MOIS
Paris.	50 fr.	26 fr.	14 fr.
Départements et Alsace-Lorraine.	56 —	29 —	15 —
Étranger (*Première zone*)	62 —	34 —	18 —

PRIX DU NUMÉRO, A PARIS : 2 FR. 50

Adresser les demandes d'abonnements à l'administrateur-gérant

23, boulevard Poissonnière, à Paris

TÉLÉPHONES POUR POSER SOI-MÊME

SE COMPOSANT

De deux stations complètes comprenant chacune :

Une Sonnerie.
Une Pile Leclanché. — Deux Récepteurs-Transmetteurs,
Un Crochet-commutateur. — Un Appel.

Ces stations téléphoniques se distinguent des autres appareils similaires par la réunion du Téléphone, de la Sonnerie et de la Pile dans un seul et même appareil très restreint, ce qui facilite leur installation aux personnes les moins expérimentées.

PRIX D'UNE STATION COMPLÈTE : 32 FR. 50

Les deux stations peuvent être éloignées l'une de l'autre jusqu'à concurrence de 150 mètres.

Pour les distances supérieures à 150 mètres, le prix des deux stations ensemble augmente de 10 francs par 100 mètres.

Fil téléphonique aller et retour dans un seul fil, par coupes de 25, 50, 75, 100 mètres, etc., le mètre : 25 centimes.

JACQUES ULMANN, 26, boulevard Voltaire. — PARIS

FABRIQUES A LONDRES & A LIMOGES

UNION

DES GRANDS FABRICANTS FRANÇAIS ET ANGLAIS

Pour la vente directe de leurs produits

VERMONT FRÈRES

ADMINISTRATEURS

12, avenue de l'Opéra — Rue Auber, 17

PARIS

GRANDE SPÉCIALITÉ

DE

SERVICES DE TABLE

ET DE

GARNITURES DE TOILETTE

En Faïence dite Terre de fer
Ou en Porcelaine décorée avec Chiffres et Armoiries

PLUS DE

5,000 SERVICES DE TABLE

A CHOISIR

12 Couverts, 74 Pièces, de 40 à 1,000 fr.

Notre double qualité de fabricants et décorateurs nous permet de vendre nos services à des prix exceptionnels de bon marché.

GRAND PROGRÈS CÉRAMIQUE

SERVICES DE TABLE avec Chiffre, Médaillon, Pièces carrées :
Faïence de fer. 12 Couverts table.............. 80 fr.
— 12 — dessert............... 45
SERVICE CRISTAL, 52 pièces avec Chiffre et Médaillon. 50
GARNITURE DE TOILETTE, 5 pièces, grande dimension,
avec Chiffre et Médaillon........................ 16

Franco de port, gare française, 75 francs et au-dessus.

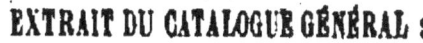